COVID-19
GUIA PRÁTICO DE
INFECTOLOGIA

COVID-19
GUIA PRÁTICO DE
INFECTOLOGIA

EDITOR
Alberto dos Santos de Lemos

Copyright © Editora Manole Ltda., 2020, por meio de contrato com o editor

Editor gestor: Walter Luiz Coutinho
Editora: Patrícia Alves Santana
Projeto gráfico e diagramação: Departamento de Arte da Editora Manole
Ilustrações: Departamento de Arte da Editora Manole, HiDesign Estúdio
Capa: Deborah Takaishi
Imagem de capa: Freepik

CIP-BRASIL. CATALOGAÇÃO NA PUBLICAÇÃO
SINDICATO NACIONAL DOS EDITORES DE LIVROS, RJ

C914

    Covid-19 : guia prático de infectologia / editor Alberto dos Santos de Lemos ; . - 1. ed. - Barueri [SP] : Manole, 2020.
      : il.

    Apêndice
    Inclui bibliografia e índice
    ISBN 978-65-5576-039-2

    1. Coronavírus (Covid-19) - Diagnóstico. 2. Coronavírus (Covid-19) - Tratamento. 3. Coronavírus (Covid-19) - Prevenção. I. Lemos, Alberto dos Santos de.

20-64247   CDD: 614.58
                                                CDU: 616-022.7:614.4

Meri Gleice Rodrigues de Souza - Bibliotecária CRB-7/6439

Todos os direitos reservados.
Nenhuma parte deste livro poderá ser reproduzida,
por qualquer processo, sem a permissão expressa dos editores.
É proibida a reprodução por fotocópia.

A Editora Manole é filiada à ABDR – Associação Brasileira
de Direitos Reprográficos

Edição – 2020. Reimpressão – 2020.

Editora Manole Ltda.
Av. Ceci, 672 – Tamboré
06460-120 – Barueri – SP – Brasil
Tel.: (11) 4196-6000
www.manole.com.br | https://atendimento.manole.com.br/

Impresso no Brasil |*Printed in Brazil*

Dedicatória

A todos que, por amor, abrem mão de estar com aqueles que amam.

Editor

Alberto dos Santos de Lemos

Médico Infectologista. Chefe do Laboratório de Pesquisa em Imunização e Vigilância em Saúde do Instituto Nacional de Infectologia Evandro Chagas (Fiocruz). Coordenador do Programa de Residência Médica da mesma instituição. Médico do Serviço de Doenças Infecciosas e Parasitárias do Hospital Universitário Clementino Fraga Filho (UFRJ). Membro da Comissão de Ensino e Residência Médica da Sociedade Brasileira de Infectologia e participante da Task Force for Global Health. Realiza ações de pesquisa, ensino e assistência na área de Infectologia, com foco em imunização, vigilância de doenças emergentes e reemergentes e infecções em imunossuprimidos.

Autores

Alberto dos Santos de Lemos
Médico Infectologista. Chefe do Laboratório de Pesquisa em Imunização e Vigilância em Saúde do Instituto Nacional de Infectologia Evandro Chagas (Fiocruz). Coordenador do Programa de Residência Médica da mesma instituição. Médico do Serviço de Doenças Infecciosas e Parasitárias do Hospital Universitário Clementino Fraga Filho (UFRJ). Membro da Comissão de Ensino e Residência Médica da Sociedade Brasileira de Infectologia e participante da Task Force for Global Health. Realiza ações de pesquisa, ensino e assistência na área de Infectologia, com foco em imunização, vigilância de doenças emergentes e reemergentes e infecções em imunossuprimidos.

Felipe de Oliveira Heluy Corrêa
Médico-Residente em Infectologia. Colaborador do Laboratório de Pesquisa em Imunização e Vigilância em Saúde do Instituto Nacional de Infectologia Evandro Chagas (Fiocruz).

Isabel Cristina Melo Mendes
Médica Infectologista do Serviço de Doenças Infecciosas e Parasitárias do Hospital Universitário Clementino Fraga Filho (UFRJ) e do Instituto Estadual de Infectologia São Sebastião. Colaboradora do Laboratório de Pesquisa Clínica em DST e aids do Instituto Nacional de Infectologia Evandro Chagas (Fiocruz).

José Henrique de Mello Neto
Médico-Residente em Infectologia. Colaborador do Laboratório de Pesquisa em Imunização e Vigilância em Saúde do Instituto Nacional de Infectologia Evandro Chagas (Fiocruz).

Leonardo Flavio Nunes dos Santos
Médico Infectologista, Especialista em Imunizações e Medicina de Viagem pelo Instituto Nacional de Infectologia Evandro Chagas (Fiocruz). Médico do Instituto Nacional de Infectologia Evandro Chagas (Fiocruz) e da CCIH do Hospital Norte d'Or. Subinvestigador Clínico no Projeto Praça Onze Pesquisa em Saúde.

Luiz Felipe de Abreu Guimarães
Médico Infectologista da Coordenação de Controle de Infecção Hospitalar e do Serviço de Doenças Infecciosas e Parasitárias do Hospital Universitário Clementino Fraga Filho (UFRJ). Consultor de Infectologia nos Serviços de Transplante Hepático dos Hospitais Adventista Silvestre e São Francisco de Assis.

Marta Guimarães Cavalcanti
Pós-doutora pela Ohio State University e pela Universidade da Califórnia. Médica Infectologista do Serviço de Doenças Infecciosas e Parasitárias do Hospital Universitário Clementino Fraga Filho (UFRJ). Professora Adjunta do Centro Universitário Serra dos Órgãos.

Paula Pereira de Souza Reges
Médica-Residente em Infectologia no Instituto Nacional de Infectologia Evandro Chagas (Fiocruz). Pesquisadora em Saúde Global, Literacia em Saúde e Diplomacia em Saúde Global. Membro do grupo de trabalho da Organização Mundial da Saúde em Clinical Management and Characterization of Covid-19 e da coordenação nacional do ensaio clínico SOLIDARITY.

Sumário

Apresentação		XIII
1	Etiologia e origem	1
	Alberto dos Santos de Lemos	
2	Epidemiologia	10
	Alberto dos Santos de Lemos, Felipe de Oliveira Heluy Corrêa, José Henrique de Mello Neto	
3	Manifestações clínicas	19
	Alberto dos Santos de Lemos, Leonardo Flavio Nunes dos Santos	
4	Diagnóstico da COVID-19	32
	Marta Guimarães Cavalcanti	
5	Tratamento e cuidados intensivos	41
	Alberto dos Santos de Lemos, Isabel Cristina Melo Mendes	
6	Cuidados de biossegurança	61
	Alberto dos Santos de Lemos, Isabel Cristina Melo Mendes, Luiz Felipe de Abreu Guimarães	
7	Isolamento social	89
	Isabel Cristina Melo Mendes	
8	Perspectivas futuras	97
	Paula Pereira de Souza Reges	
Anexo	Aspectos radiológicos pulmonares da COVID-19	105
	Alberto dos Santos de Lemos	
Índice remissivo		110

A Medicina é uma área do conhecimento em constante evolução. Os protocolos de segurança devem ser seguidos, porém novas pesquisas e testes clínicos podem merecer análises e revisões, inclusive de regulação, normas técnicas e regras do órgão de classe, como códigos de ética, aplicáveis à matéria. Alterações em tratamentos medicamentosos ou decorrentes de procedimentos tornam-se necessárias e adequadas. Os leitores, profissionais da saúde que se sirvam desta obra como apoio ao conhecimento, são aconselhados a conferir as informações fornecidas pelo fabricante de cada medicamento a ser administrado, verificando as condições clínicas e de saúde do paciente, dose recomendada, o modo e a duração da administração, bem como as contraindicações e os efeitos adversos. Da mesma forma, são aconselhados a verificar também as informações fornecidas sobre a utilização de equipamentos médicos e/ou a interpretação de seus resultados em respectivos manuais do fabricante. É responsabilidade do médico, com base na sua experiência e na avaliação clínica do paciente e de suas condições de saúde e de eventuais comorbidades, determinar as dosagens e o melhor tratamento aplicável a cada situação. As linhas de pesquisa ou de argumentação do autor, assim como suas opiniões, não são necessariamente as da Editora.

Esta obra serve apenas de apoio complementar a estudantes e à prática médica, mas não substitui a avaliação clínica e de saúde de pacientes, sendo do leitor – estudante ou profissional da saúde – a responsabilidade pelo uso da obra como instrumento complementar à sua experiência e ao seu conhecimento próprio e individual.

Do mesmo modo, foram empregados todos os esforços para garantir a proteção dos direitos de autor envolvidos na obra, inclusive quanto às obras de terceiros e imagens e ilustrações aqui reproduzidas. Caso algum autor se sinta prejudicado, favor entrar em contato com a Editora.

Finalmente, cabe orientar o leitor que a citação de passagens desta obra com o objetivo de debate ou exemplificação ou ainda a reprodução de pequenos trechos desta obra para uso privado, sem intuito comercial e desde que não prejudique a normal exploração da obra, são, por um lado, permitidas pela Lei de Direitos Autorais, art. 46, incisos II e III. Por outro, a mesma Lei de Direitos Autorais, no art. 29, incisos I, VI e VII, proíbe a reprodução parcial ou integral desta obra, sem prévia autorização, para uso coletivo, bem como o compartilhamento indiscriminado de cópias não autorizadas, inclusive em grupos de grande audiência em redes sociais e aplicativos de mensagens instantâneas. Essa prática prejudica a normal exploração da obra pelo seu autor, ameaçando a edição técnica e universitária de livros científicos e didáticos e a produção de novas obras de qualquer autor.

Apresentação

A melhora das condições de vida da população e das medidas de higiene e saneamento básico, além do desenvolvimento de vacinas e antibióticos, permitiu a redução do impacto das doenças infecciosas sobre a população, de maneira que a geração dessa estabilidade ilusória chegou a fazer parte da paisagem da pós-modernidade. Contudo, a natureza falaciosa dessa percepção era conhecida de longa data pelos envolvidos no estudo da infectologia e da vigilância em saúde.

Não foi surpresa para nós. Sabíamos que ocorreria, mas não prevíamos o momento. Enfim, no último dia de 2019, a Organização Mundial da Saúde anunciou ao mundo um surto de casos de pneumonia de causa desconhecida na China. A doença viria a ser chamada COVID-19 e iria se tornar uma pandemia de características sem precedentes.

Ainda sem tratamentos efetivos ou vacinas disponíveis, as principais formas de contenção dessa doença concentram-se na redução da transmissão do vírus, sobretudo por meio de medidas de distanciamento social, redução da circulação de pessoas, isolamento de portadores de infecção confirmada ou suspeita, higienização frequente das mãos e utilização de máscaras pela população, além de educação relativa às medidas de etiqueta respiratória. Fronteiras foram fechadas, viagens canceladas, famílias separadas, deslocamentos proibidos, tudo com o intuito de reduzir a circulação do vírus.

Passamos a viver em meio a pandemia de uma doença altamente transmissível e potencialmente grave, da qual não se sabe praticamente nada, e que certamente terá impacto profundo na forma de vida das sociedades contemporâneas. Desde então, a corrida por produção de conhecimento a respeito dessa doença assumiu velocidade extremamente rápida, de forma até então inédita.

Apesar do grande número de publicações, o nível de evidência das conclusões é baixo no geral.

Sabemos que os profissionais de saúde envolvidos no enfrentamento da pandemia deparam-se com um dos maiores desafios de suas vidas. Falta de evidências científicas sólidas, sistemas de saúde em colapso e número insuficiente de leitos, equipamentos, insumos e recursos humanos para atender todos os infectados resultam em altos níveis de estresse físico e emocional, intensificado por risco ocupacional de exposição à infecção, medo do adoecimento e possibilidade de transmissão da doença no ambiente domiciliar.

Esta publicação aborda, à luz das evidências científicas disponíveis até o momento de sua criação, pontos fundamentais para o manejo dos pacientes com COVID-19. Os capítulos descrevem as características do patógeno e sua origem, as manifestações clínicas e a história natural da doença, os aspectos diagnósticos e terapêuticos, além de cuidados de biossegurança, dentro e fora do ambiente de assistência à saúde, e as perspectivas futuras no enfrentamento da pandemia.

Quem aqui escreveu o fez em meio a muito trabalho. Todos, em variável nível de exposição, estão envolvidos com o combate à pandemia. Todos já se paramentaram e desparamentaram para atender casos confirmados. Todos são parentes, amigos ou colegas de trabalho de pessoas gravemente acometidas pela COVID-19. Todos estão com medo, afastados de suas famílias, vivendo diariamente o desafio de se manter atualizados e, ao mesmo tempo, dispostos para trabalhar. Todos desejam, com máxima sinceridade, que esta publicação reflita na melhoria do cuidado das pessoas doentes e que os textos que se seguem possam rapidamente ser atualizados e acrescidos de respostas às dúvidas por eles apresentadas.

1
Etiologia e origem

Alberto dos Santos de Lemos

▶ ANTECEDENTES

O potencial pandêmico de viroses respiratórias emergentes e reemergentes é objeto de estudo da comunidade científica há cerca de um século, desde a grande pandemia de gripe espanhola. Em 2007, os autores de uma relevante revisão sobre um coronavírus envolvido na epidemia ocorrida em 2003 de síndrome respiratória aguda grave (SARS, do inglês *Severe Acute Respiratory Syndrome*) já apontavam os vírus dessa família como potenciais ameaças futuras, que poderiam ser ainda mais devastadoras[1]. Durante a epidemia em 2003, iniciada na província chinesa de Guangdong, foram reportados 8.096 casos e 774 mortes em mais de trinta países, nos cinco continentes[1]. A SARS era caracterizada por uma grave pneumonia viral difusa, que eventualmente evoluía para síndrome respiratória aguda grave (SRAG) e morte. O coronavírus causador da SARS foi nomeado SARS-CoV.

Em 2012, na Arábia Saudita, foi confirmado novo surto de uma doença respiratória que cursava inicialmente com sintomas leves, mas que frequentemente evoluía com pneumonia, SRAG e insuficiência renal. Foi identificado como agente etiológico da doença o coronavírus da síndrome respiratória do Oriente Médio, ou MERS-CoV[2], que ainda está circulando. Até janeiro de 2020, a Organização Mundial da Saúde (OMS) contabilizava 2.519 casos confirmados da doença, com 866 mortes relacionadas, a maioria em países do Oriente Médio[3].

Em 31 de dezembro de 2019, 27 casos de pneumonia de etiologia desconhecida foram identificados na cidade de Wuhan, província de Hubei, na China, uma metrópole de mais de 11 milhões de habitantes[4]. Os casos foram descritos como pneumonias bilaterais precedidas por síndrome gripal. Chamou a atenção o fato de que a maioria desses casos iniciais aparentemente estava relacionada ao mercado de Huanan, que comercializava animais vivos e carcaças de peixes, aves, morcegos, cobras e outros animais selvagens[4].

Após a detecção do surto de uma pneumonia viral associado ao mercado de Huanan, um alerta epidemiológico foi lançado pela autoridade local de saúde e o estabelecimento foi fechado em 1 de janeiro de 2020, 59 casos suspeitos foram transferidos para um hospital de referência, e uma equipe de especialistas foi formada[5]. Conforme o número de casos aumentava, foi verificado que boa parte deles evoluiu com SRAG e óbito. Em 7 de janeiro de 2020, o Centro Chinês de Controle e Prevenção de Doenças detectou como agente causal da doença um novo coronavírus, muito similar ao SARS-CoV. O vírus então foi designado SARS-CoV-2[4]. Em 11 de fevereiro de 2020, o Diretor Geral da OMS, Tedros Adhanom, anunciou que a "doença causada pelo SARS-CoV-2" ganharia a sigla COVID-19[4].

Investigações subsequentes sobre os primeiros casos diagnosticados verificaram que os sintomas tiveram início por volta de 1 de dezembro de 2019 e não tinham ligação direta com o mercado de Huanan[2]. Estudos adicionais estão em andamento para determinar se infecções não reconhecidas em humanos podem ter ocorrido em meados de novembro de 2019 e averiguar se o vírus pode ter sido introduzido na população humana por meio de uma fonte animal no mercado ou se um ser humano infectado poderia ter introduzido o vírus no mercado, onde teria se amplificado[2].

▶ VIROLOGIA

Os coronavírus (CoVs) pertencem à família *Coronaviridae*, na ordem *Nidovirales*. Seu nome se deve às espículas presentes na superfície do vírus, o que lhes dá a aparência de uma coroa solar, como demonstrado na Figura 1. Medem 65 a 125 nm de diâmetro e são envelopados e compostos por uma fita única de RNA de sentido positivo[2]. Dentre as diversas espécies, algumas podem causar doenças em humanos, como o SARS-CoV, o MERS-CoV e o SARS-CoV-2, além de outros coronavírus envolvidos com infecções respiratórias altas de baixa gravidade em humanos: HCoV-NL63, HCoV-229E, HCoV-OC43 e HCoV-HKU1[6].

As proteínas estruturais do SARS-CoV-2 são: proteínas das espículas (S), proteínas do envelope (E), proteínas de membrana (M) e a fosfoproteína nucleocapsídica. As proteínas não estruturais transcritas incluem: orf1ab, ORF3a, ORF6, ORF7a, ORF10 e ORF8[7].

Cada espícula é composta por subunidades (S1 e S2), que se ligam a receptores na membrana de células hospedeiras, iniciando uma cadeia de sinais, que

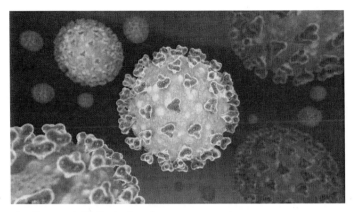

▷ **Figura 1** Composição ilustrativa do novo coronavírus.

termina com a fusão do envelope viral com a membrana celular, liberando o genoma viral no citoplasma[8]. Estudos recentes demonstraram que a subunidade S1 se liga diretamente à peptidase da enzima conversora de angiotensina 2 (ECA2). Quando a S1 se liga ao receptor ECA2 do hospedeiro, um local de clivagem na S2 é exposto e é desagregado pelas proteases do hospedeiro, facilitando a infecção viral[9]. O conhecimento dessa interação do SARS-CoV-2 com a ECA2 é fundamental para a discussão posterior sobre o uso de medicamentos inibidores da ECA no curso da COVID-19.

Estudos tentam descrever melhor a relação da replicação viral com a clínica. Resultados preliminares sugerem que a ORF8 e outras glicoproteínas de superfície poderiam se combinar com a porfirina humana formando um complexo. Simultaneamente, as proteínas orf1ab, ORF10 e ORF3a promoveriam um ataque ao heme na cadeia 1-beta da hemoglobina, para dissociar o ferro e formar mais porfirina[7]. O resultado seria menor efetividade da respiração celular e inflamação de células alveolares pulmonares, o que se expressaria clinicamente como insuficiência respiratória e, tomograficamente, imagens em vidro fosco.

▶ VIAS DE TRANSMISSÃO

O principal meio de infecção são as gotículas emitidas pela respiração de pessoas doentes e, consequentemente, o contato com superfícies por elas contaminadas. A transmissão ocorre quando uma pessoa está no perímetro de 1 metro de outra pessoa sintomática (p. ex., tossindo ou espirrando) e as gotículas entram em contato com as mucosas orais, nasais ou conjuntivais. A persistência em superfícies reforça a necessidade de instituição de precaução de contato durante o atendimento de pacientes com COVID-19. Esses fômites são fontes frequentes de infecção a partir do momento em que as mãos por eles contaminadas entram em contato com as mucosas[2,4,6].

Acredita-se que o SARS-CoV-2 compartilhe com os outros coronavírus a capacidade de permanecer infectante em superfícies e materiais por até nove dias[10]. O Quadro 1 exibe o tempo de persistência dos coronavírus em diferentes superfícies, de acordo com os estudos mais recentes[11].

▷ **Quadro 1** Tempo de persistência de partículas viáveis dos coronavírus em diferentes materiais[10,11]

Material da superfície	Tempo estimado de persistência
Metais em geral	Até 5 dias
Aço inoxidável	Até 72 horas
Alumínio	Até 8 horas
Cobre	4 horas
Papelão	24 horas
Plástico	3 dias, podendo chegar a 9 dias em certas circunstâncias
Vidro	5 dias
Látex	8 horas

A desinfecção das superfícies com hipoclorito de sódio (0,05 a 0,2%), etanol (62 a 71%) ou peróxido de hidrogênio 0,5% por 1 minuto é suficiente para reduzir significativamente a infetividade das partículas virais[10], informação valiosa para o planejamento de precauções no ambiente hospitalar. A higienização correta das mãos com água e sabão ou álcool gel 70% é capaz de inativar as partículas nelas presentes[12,13]. O SARS-CoV-2 também pode ser transmitido por aerossóis, que eventualmente são gerados em procedimentos como[12,13]:

- Intubação e extubação.
- Ventilação manual.
- Ventilação com máscara facial.
- Ventilação não invasiva (p. ex., BiPAP e CPAP).
- Ventilação oscilatória de alta frequência.
- Oxigenoterapia nasal de alto fluxo.
- Nebulização.
- Aspiração aberta da traqueia ou de vias aéreas superiores, como nariz e boca.
- Inserção, remoção ou aspiração de traqueostomia.
- Broncoscopia e endoscopia digestiva alta.
- Procedimentos otorrinolaringológicos que exijam aspiração.

- Ressuscitação cardiopulmonar.
- Procedimentos cirúrgicos ou odontológicos que envolvam o uso de dispositivos de alta velocidade.
- Autópsia caso envolva o uso de dispositivos de alta velocidade.
- Procedimentos terapêuticos e de reabilitação envolvendo laringectomia;
- Procedimentos indutores de tosse, como indução de escarro e coleta de *swabs* de naso e orofaringe.

Embora cada um desses procedimentos esteja relacionado com menor ou maior risco de aerossolização de partículas infectantes, as medidas específicas de proteção devem ser instituídas sempre que eles forem realizados. Estima-se o SARS-CoV-2 permaneça viável em aerossóis por um tempo médio de 3 horas[11].

Por um lado, temperaturas mais altas inativam os coronavírus, e acredita-se que, por analogia, também sejam capazes de inativar o SARS-CoV-2. Temperaturas de 60°C por 30 minutos, 65°C por 15 minutos e 80°C por 1 minuto se mostraram suficientes para a inativação[14].

Por outro lado, temperaturas mais frias parecem favorecer a persistência do vírus, que pode ser maior que 28 dias, por exemplo, para alguns coronavírus veterinários a 4°C. Como a epidemia teve início durante o inverno no hemisfério norte, há ainda incertezas a respeito do comportamento do vírus em países tropicais, como o Brasil. Contudo, a teoria de que temperaturas mais amenas resultariam em menor transmissibilidade não encontra mais sustentação na atualidade. Embora estudos experimentais mostrem uma relação entre temperaturas mais altas, níveis de umidade e baixa sobrevivência de SARS-CoV-2 em laboratório, ainda não houve demonstração de que isso possa alterar a transmissibilidade populacional[15].

Há diversas evidências de que alguns pacientes com infecção por SARS-CoV-2 eliminam vírus vivos nas fezes, o que levanta a hipótese da existência de transmissão fecal-oral. Até o momento, essa forma de transmissão não foi comprovada[16]. Contudo, convém lembrar que a convivência com pessoas infectadas no mesmo ambiente, compartilhando banheiros e objetos de higiene de uso pessoal, permite a transmissão pela contaminação das superfícies pelos fômites.

▶ ORIGEM ZOONÓTICA

Como todo RNA-vírus, o SARS-CoV-2 tem natureza instável e requer vigilância contínua e verificação da ocorrência de mutações. Com base no estudo de alguns genomas sequenciados em amostras de vítimas da COVID-19, foi possível identificar que, em razão da pressão seletiva, o vírus já se diferenciou em dois tipos: um com maior virulência e capacidade de disseminação e outro de padrão menos agressivo e supostamente mais antigo[17]. Ainda não se sabe se essas diferenças terão impacto significativo do ponto de vista clínico ou epidemiológico, mas essa vigilância poderá impactar o desenvolvimento de vacinas no futuro.

Quando um novo vírus é descoberto, é importante entender sua origem. Identificar e isolar a fonte pode impedir novas introduções do vírus na população humana. Também é importante entender a dinâmica do surto, para que sejam traçadas estratégias efetivas de saúde pública. Compreender a origem do vírus também pode ajudar no desenvolvimento de terapias e vacinas.

Os coronavírus que infectam humanos são provenientes de processos evolucionários dos vírus de animais, como morcegos e roedores. O gado, especialmente suíno, e outros animais domésticos costumam atuar como hospedeiros intermediários entre os reservatórios naturais e os humanos[18]. Esse mecanismo de salto zoonótico recebe, na literatura, o nome em inglês de *spillover* e vem sendo responsável pela emergência e reemergência de inúmeras doenças causadas por patógenos, como ebola, influenza A (H1N1) pdm09 e os coronavírus[19], o que torna a vigilância da dinâmica desses vírus na natureza fundamental para a predição de zoonoses potencialmente epidêmicas.

Fenômenos como urbanização, desmatamento, viagens humanas e transporte internacional de alimentos, além de caça e comércio de animais selvagens, facilitam essas transmissões interespécies. A chegada desses vírus provenientes de *spillovers* a áreas densamente povoadas, a partir do momento em que há transmissão inter-humana, pode gerar epidemias explosivas, e a fase da globalização em que vivemos facilita a disseminação mundial desses agentes em pouco tempo[20].

Os morcegos são os reservatórios naturais mais comuns dos coronavírus. Já foi descrito o salto do SARS-CoV e do MERS-CoV de morcegos para humanos utilizando como hospedeiros intermediários as civetas e os dromedários respectivamente, como demonstrado na Figura 2[2,21]. Estudos demonstraram que o SARS-CoV-2 tem cerca de 89% de homologia com dois coronavírus de morcegos (bat-SL-CoVZC45 e bat-SL-CoVZXC2)[21]. Ainda não está definido se houve um hospedeiro intermediário facilitando a transmissão do SARS-CoV-2 de morcegos para humanos ou se a transmissão ocorreu de forma direta. Considerando a existência de hospedeiros intermediários, os pangolins parecem os candidatos mais prováveis a assumir essa posição[21].

Assim como no surto de SARS-CoV de 2003, quando vários animais de estimação foram infectados, mas não adoeceram, não há, até o momento, evidências de que animais infectados, inclusive cães e gatos domésticos, possam infectar pessoas[22].

▶ OPERAÇÕES DE SAÚDE PÚBLICA NO BRASIL

Os governos mundiais estão trabalhando para estabelecer medidas para conter as consequências potencialmente catastróficas da pandemia. Agências

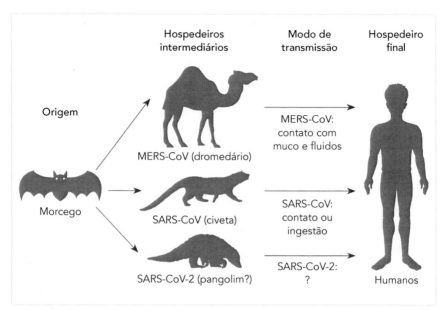

▷ **Figura 2** Ecologia dos coronavírus emergentes MERS-CoV, SARS-CoV e SARS-CoV-2, que causaram doenças em humanos após terem circulado em hospedeiros intermediários.
Fonte: adaptada de Jin et al., 2020[23].

governamentais, organizações supranacionais de saúde e cientistas de todo o mundo trabalham incansavelmente na busca de mais informações sobre os mecanismos de transmissão, as manifestações clínicas, novos diagnósticos e estratégias terapêuticas e de prevenção da COVID-19. Muitas incertezas permanecem, e o número de publicações científicas sobre o tema aumenta de forma acelerada.

Em 22 de janeiro de 2020, foi ativado o Centro de Operações de Emergência em Saúde Pública (COE-COVID-19), do Ministério da Saúde (MS), coordenado pela Secretaria de Vigilância em Saúde (SVS), com o objetivo de nortear a atuação do MS na resposta à emergência da doença, buscando uma atuação coordenada no âmbito do SUS. O Brasil adota a ferramenta de classificação de emergência em três níveis, seguindo a mesma linha utilizada globalmente na preparação e resposta à pandemia, os níveis e alerta, perigo iminente e emergência em saúde pública de importância nacional. Toda medida deve ser proporcional e restrita aos riscos vigentes[24].

No momento em que esta publicação vinha sendo escrita, o Brasil já estava no nível de resposta de emergência de saúde pública de importância nacional (ESPIN), como previsto no Decreto n. 7.616, de 17 de novembro de 2011. De acordo com o COE-COVID-19, esse nível "corresponde a uma situação em que há confirmação de transmissão local do primeiro caso COVID-19, no território nacional, ou reconhecimento de declaração de Emergência de Saúde Pública de Importância Internacional (ESPII) pela OMS"[24], e é capaz de ativar específicas medidas de gestão, comunicação, vigilância, assistência e suporte laboratorial.

Para a sistematização do registro e estudo dos casos para fins de planejamento e pesquisa, a COVID-19 já recebeu código na CID-10, apresentado no Quadro 2, acompanhado de outros códigos de interesse para a prática médica no contesto da pandemia.

▷ **Quadro 2** Códigos na CID-10 relacionados à infecção pelo SARS-CoV-2

Condição	Código (CID-10)
COVID-19 com confirmação laboratorial*	U07.1
Infecção por coronavírus de localização não especificada	B34.2
SRAG	U04.9
Pneumonia viral de causa não identificada	J12.9
Faringite aguda devida a outros microrganismos especificados	J02.8
Exame especial de rastreamento de outras doenças virais	Z11.5
Isolamento	Z29.0

SRAG: síndrome respiratória aguda grave; SARS-CoV-2: novo coronavírus causador da síndrome respiratória aguda grave.
* O uso do código de emergência da CID-10 U07.1 para a COVID-19 ainda não é exigido. Em razão da não existência desse código na classificação do CID-10 em português e em manuais e protocolos de codificação, esse código não está habilitado para inserção no Sistema de Informação de Mortalidade, portanto, não deve ser utilizado em declarações de óbito. Nesse caso, a Coordenação Geral de Informações e Análises Epidemiológicas solicita o uso do código da CID-10 B34.2.

▶ REFERÊNCIAS BIBLIOGRÁFICAS

1. Cheng VCC, Lau SKP, Woo PCY, Yuen KY. Severe acute respiratory syndrome coronavirus as an agent of emerging and reemerging infection. Clin Microbiol Rev. 2007;20(4):660-94.
2. Shereen MA, Khan S, Kazmi A, Bashir N, Siddique R. COVID-19 infection: Origin, transmission, and characteristics of human coronaviruses. J Adv Res. 2020;24:91-8.
3. World Health Organization. MERS Situation Update: January 2020 [Internet]. 2020. Disponível em: http://www.emro.who.int/pandemic-epidemic-diseases/mers-cov/mers-situation-update-january-2020.html. [Acesso 23 abr 2020.]
4. Sohrabi C, Alsafi Z, O'Neill N, Khan M, Kerwan A, Al-Jabir A, et al. World Health Organization declares global emergency: a review of the 2019 novel coronavirus (COVID-19). Int J Surg. 2020;76:71-6.
5. Huang C, Wang Y, Li X, Ren L, Zhao J, Hu Y, et al. Clinical features of patients infected with 2019 novel coronavirus in Wuhan, China. Lancet. 2020;395(10223):497-506.

6. Yang Y, Peng F, Wang R, Guan K, Jiang T, Xu G, et al. The deadly coronaviruses: The 2003 SARS pandemic and the 2020 novel coronavirus epidemic in China. J Autoimmun. 2020;109:102434.
7. Wenzhong L, Hualan L. COVID-19: Attacks the 1-beta chain of hemoglobin and captures the porphyrin to inhibit human heme metabolism [Internet]. 2020. Disponível em: https://chemrxiv.org/articles/COVID-19_Disease_ORF8_and_Surface_Glycoprotein_Inhibit_Heme_Metabolism_by_Binding_to_Porphyrin/11938173/6. [Acesso 23 abr 2020.]
8. Lan J, Ge J, Yu J, Shan S, Zhou H, Fan S, et al. Structure of the SARS-CoV-2 spike receptor-binding domain bound to the ACE2 receptor. Nature. 2020.
9. Yan R, Zhang Y, Li Y, Xia L, Guo Y, Zhou Q. Structural basis for the recognition of SARS-CoV-2 by full-length human ACE2. Science. 2020;367(6485):1444-8.
10. Kampf G, Todt D, Pfaender S, Steinmann E. Persistence of coronaviruses on inanimate surfaces and their inactivation with biocidal agents. J Hosp Infect. 2020;104(3):246-51.
11. van Doremalen N, Bushmaker T, Morris DH, Holbrook MG, Gamble A, Williamson BN, et al. Aerosol and surface stability of SARS-CoV-2 as compared with SARS-CoV-1. N Engl J Med. 2020;382(16):1564-67.
12. World Health Organization, Pandemic and Epidemic Diseases, World Health Organization. Infection prevention and control of epidemic- and pandemic-prone acute respiratory infections in health care: WHO guidelines. [Internet]. 2014. Disponível em: http://apps.who.int/iris/bitstream/10665/112656/1/9789241507134_eng.pdf?ua=1. [Acesso 23 abr 2020.]
13. World Health Organization. Infection prevention and control during health care when novel coronavirus (nCoV) infection is suspected [Internet]. World Health Organization; 2020. Disponível em: https://www.who.int/publications-detail/infection-prevention-and-control-during-health-care-when-novel-coronavirus-(ncov)-infection-is-suspected-20200125. [Acesso 23 abr 2020.]
14. Kampf G, Voss A, Scheithauer S. Inactivation of coronaviruses by heat. J Hosp Infect. 2020;pii: S0195-6701(20)30124-9.
15. National Academies of Sciences, Engineering, and Medicine. Rapid Expert Consultation on SARS-CoV-2 Survival in Relation to Temperature and Humidity and Potential for Seasonality for the COVID-19 Pandemic (April 7, 2020) [Internet]. Washington: National Academies Press; 2020. Disponível em: https://www.nap.edu/catalog/25771. [Acesso 23 abr 2020.]
16. Hindson J. COVID-19: faecal–oral transmission? Nat Rev Gastroenterol Hepatol. 2020.
17. Tang X, Wu C, Li X, Song Y, Yao X, Wu X, et al. On the origin and continuing evolution of SARS-CoV-2. National Science Review. 2020;nwaa036.
18. Cui J, Li F, Shi Z-L. Origin and evolution of pathogenic coronaviruses. Nat Rev Microbiol. 2019;17(3):181-92.
19. Plowright RK, Parrish CR, McCallum H, Hudson PJ, Ko AI, Graham AL, et al. Pathways to zoonotic spillover. Nat Rev Microbiol. 2017;15(8):502-10.
20. Kraemer MUG, Yang C-H, Gutierrez B, Wu C-H, Klein B, Pigott DM, et al. The effect of human mobility and control measures on the COVID-19 epidemic in China. Science. 2020;eabb4218.
21. Tiwari R, Dhama K, Sharun K, Iqbal Yatoo M, Malik YS, Singh R, et al. COVID-19: animals, veterinary and zoonotic links. Vet Q. 2020;40(1):169-82.
22. Almendros A. Can companion animals become infected with Covid-19? Veterinary Record. 2020;186(12):388.2-389.
23. Jin Y, Yang H, Ji W, Wu W, Chen S, Zhang W, et al. Virology, epidemiology, pathogenesis, and control of COVID-19. Viruses. 2020;12:372.
24. COE-COVID-19, Centro de Operações de Emergências em Saúde Pública. Plano de Contingência Nacional para Infecção Humana pelo novo Coronavírus COVID-19 [Internet]. 1a Versão eletrônica preliminar. Brasília, DF: Ministério da Saúde: Secretaria de Vigilância em Saúde: Departamento de Vigilância Epidemiológica; 2020. Disponível em: https://portalarquivos2.saude.gov.br/images/pdf/2020/marco/25/Livreto-Plano-de-Contingencia-5-Corona2020-210x297-16mar.pdf. [Acesso 23 abr 2020.]

2
Epidemiologia

Alberto dos Santos de Lemos
Felipe de Oliveira Heluy Corrêa
José Henrique de Mello Neto

▶ NÚMERO DE REPRODUÇÃO BASAL

Denomina-se número de reprodução basal ou taxa básica de reprodução (R_0) um indicador epidemiológico que representa o risco de alastramento de uma doença infecciosa sobre uma população totalmente suscetível. Pode ser interpretado como o número de casos secundários que um indivíduo infectado é capaz de gerar em uma população totalmente vulnerável. É influenciado por fatores como o ciclo de vida dos microrganismos, a imunidade da população, o momento e a duração da infetividade dos casos, a aglomeração de indivíduos, os períodos de incubação e de latência pós-infecção e as taxas de letalidade e cura.

Para cada doença infecciosa, é possível estabelecer essa taxa em diferentes contextos nos quais acontece:

- Se $R_0 > 1$, ela se espalha na população de forma a aumentar o número de indivíduos infectados.
- Se $R_0 < 1$, a doença tende a desaparecer na população, pois o número de infectados diminui.
- Se $R_0 = 1$, tem-se uma condição de equilíbrio epidêmico, com manutenção do número de casos em ritmo constante.
- Se $R_0 = 0$, a doença será extinta assim que todos os casos evoluam para cura ou óbito.

Com base nos dados obtidos na China no início da epidemia, considerando que 100% da população era suscetível uma vez que nunca havia sido exposta à infecção, o R_0 do SARS-CoV-2 foi estimado entre 1,9 e 6,5. Este número já ultrapassa o da pandemia de influenza A (H1N1) de 2009[1]. Contudo, é importante considerar que a taxa pode ser diferente dependendo do país e da fase da epidemia em que seja calculado.

Uma característica cuja melhor compreensão pode resultar em alterações nos cálculos do R_0 do SARS-CoV-2 é o período no qual um indivíduo pode transmitir o vírus para outros. Aparentemente, a transmissão pode ocorrer ao longo do curso da doença e antes mesmo do desenvolvimento de sintomas. Entretanto, a maior parte dos dados em relação a essa questão provém de estudos que avaliaram a detecção do RNA viral em secreções respiratórias, sem existir a certeza de que a presença do material genético necessariamente indica a presença de vírus infectantes. Tais níveis de RNA em secreções respiratórias parecem ser maiores logo após a instalação dos sintomas[2-4], o que sugere que o risco de transmissão seja maior nos estágios iniciais de infecção.

A duração da liberação de partículas virais pelo infectado também é variável, e há provável relação com a gravidade da doença. Em secreção nasofaríngea de pessoas recuperadas da COVID-19, é de 20 dias a partir do início dos sintomas (variando de 8 a 37 dias)[5,6]. Contudo, tais partículas virais nem sempre são infectantes.

A transmissão do SARS-CoV-2 partindo de indivíduos assintomáticos, ou ainda no período de incubação, também já foi descrita[7-11]. Entretanto, o grau em que essa transmissão ocorre ainda é incerto.

Mais recentemente, a Organização Mundial da Saúde (OMS), apoiada por estudos mais detalhados e conhecendo melhor as características de infectividade do SARS-CoV-2, reestabeleceu o R_0 da COVID-19 entre 2 e 3[12]. Ou seja, cada indivíduo que esteja liberando partículas virais infectantes é capaz de transmitir a doença para 2 ou 3 pessoas suscetíveis.

Um ponto de extrema relevância no entendimento da pandemia de COVID-19 são as elevadas taxas de transmissão entre profissionais de saúde. A partir do momento em que um profissional de saúde é diagnosticado com a doença e se indica seu afastamento, isso representa uma pessoa a menos na linha de frente da assistência por dias a semanas. Profissionais de saúde infectados, especialmente aqueles assintomáticos, também constituem fontes de transmissão em potencial para seus colegas de trabalho, perpetuando esse ciclo, e para seus pacientes. Especificamente nesse grupo, todos os esforços devem ser mantidos para garantir medidas preventivas efetivas[13].

▶ CURVA EPIDÊMICA

A velocidade de propagação da infecção não pode ser simplesmente uma proporcional do R_0, pois se trata de um cálculo muito complexo que depende de modelagens matemáticas que utilizam dezenas de variáveis em modelos de previsão estruturados, e pode ser inclusive alterada de forma artificial, com intervenções planejadas na dinâmica espacial da população e uso de vacinas e tratamentos quando disponíveis.

Na hipótese de que nenhuma resposta fosse dada à epidemia de COVID-19, sua dinâmica seguiria o curso natural de qualquer doença infecciosa emergente altamente transmissível, com o número de casos distribuídos ao longo do tempo, formando um gráfico com formato de montanha. No caso da COVID-19, doença contra a qual a população ainda não tem imunidade, a tendência natural é uma primeira fase de crescimento exponencial da epidemia, com o número de casos crescendo tão rapidamente que o total dobra em poucos dias. Quanto maior o ritmo de crescimento, mais íngreme se torna a curva. Se o crescimento inicial é íngreme demais, o número de casos pode rapidamente ultrapassar a capacidade de atendimento do sistema de saúde, levando-o ao colapso, como aconteceu em fevereiro e março de 2020 no norte da Itália[14]. Evitar o grande aumento do número de casos em um curto espaço de tempo, ultrapassando a quantidade que o sistema de saúde é capaz de absorver, permite não somente que a maioria dos casos de COVID-19 receba a assistência que a localidade é capaz de fornecer, como também previne danos colaterais, pois, à medida que os hospitais se tornam lotados, as equipes de profissionais se esgotam e os equipamentos de proteção, exames e medicamentos se tornam escassos, pessoas com outras doenças acabam sendo indiretamente afetadas. Para isso, é necessário que se instalem medidas de preparação quando a curva ainda esteja ascendente, antes que tome um ritmo de crescimento exponencial[15]. A Figura 1 permite a visualização das curvas nas situações natural e com medidas de redução do espalhamento da infecção.

O esforço para o "aplanamento da curva" é baseado na experiência passada pela humanidade na pandemia de gripe espanhola e nos surtos dos coronavírus recentes. Ainda não há vacina disponível, portanto, não é possível imunizar os suscetíveis. Recomenda-se o isolamento domiciliar para todos os casos suspeitos e confirmados de COVID-19, bem como de todos os seus contactantes domiciliares, por um período de 14 dias desde o início dos sintomas, além da limpeza dos ambientes, higienização das mãos, etiqueta respiratória, fechamento temporário de estabelecimentos e suspensão de atividades que promovam a aglomeração de pessoas ou até mesmo a quarentena[15]. O Capítulo 7 descreve essas medidas de forma aprofundada.

A estratégia de tentar ao máximo reduzir o tempo entre o início dos sintomas e o isolamento do indivíduo parece cada vez mais ganhar importância na busca pelo "aplanamento da curva". A Figura 2 demonstra três intervalos de tempo que devem receber tentativas de encurtamento[16]. São parâmetros ra-

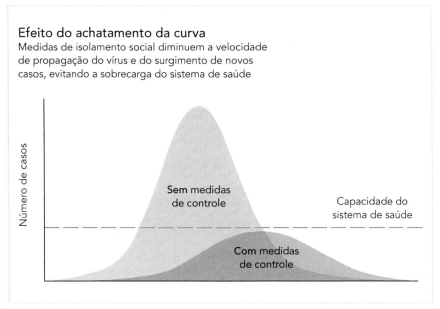

▷ **Figura 1** Gráfico de Harris demonstrando o impacto da distribuição do número de casos na capacidade do sistema de saúde ao longo do tempo.
Fonte: adaptada de Carl Bergstrom e Esther Kim/CC BY 2.0 via Wikimedia Commons.

zoavelmente conhecidos os tempos de latência (barra cinza mais clara), entre a aquisição da infecção e o início do período transmissível, e o tempo de incubação (intervalo B), entre o início da transmissibilidade e o início dos sintomas. Por ora, não há medidas capazes de reduzir esses tempos[16].

É possível reduzir, no entanto, o intervalo A demonstrado na Figura 2. Trata-se do tempo entre o início da fase transmissível e o isolamento social dos casos. A fração final desse intervalo, nomeado na Figura 2 como intervalo C, é chamada de período crítico, único com demonstração de que, quando abreviado, é capaz de diminuir a velocidade de ascensão da curva epidêmica da COVID-19[16]. Equivale ao período entre o início de sintomas e o isolamento. Por contar com a participação dos próprios casos, corretamente orientados e aderentes, tem maior eficiência. Idealmente, o indivíduo deve se isolar assim que percebe o início de sintomas.

A detecção de casos de forma mais precoce possível permitirá a redução da transmissão na medida em que as pessoas mais transmissíveis poderão ser isoladas racionalmente[15]. Os inquéritos sorológicos populacionais são ferramentas importantes também por permitir diferenciar indivíduos com menor risco de reinfecção, ao menos temporariamente. Todavia, a análise dos padrões

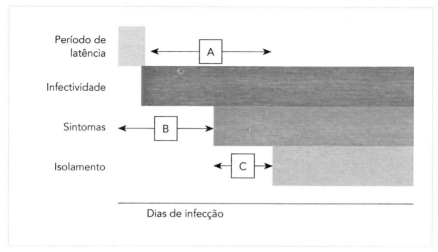

▷ **Figura 2** Momentos de importância crítica na transmissão da COVID-19.
Fonte: adaptada de Anderson et al., 2020[16].

de contato individuais sugere que o rastreamento de contatos pode ser uma estratégia bem-sucedida, mesmo que sua logística seja desafiadora[15].

▶ IMUNIDADE

Assim como ocorre com outros coronavírus, a infecção pelo SARS-CoV-2 também induz à formação de anticorpos[17]. Contudo, ainda não foi determinado se apenas a resposta imune humoral é capaz de assegurar a proteção contra a reinfecção, menos ainda por quanto tempo. Caso o padrão de resposta seja o mesmo observado em outros coronavírus, é esperado que a proteção dure pouco mais de um ano[18]. O papel da imunidade mediada por células é um campo que vem ganhando rápida importância, mas ainda não foi totalmente descrito.

É inviável a ideia de se deixar a infecção decorrer naturalmente para a população adquirir imunidade de rebanho. Com base em modelos de predição, seria indispensável que grande parte da população fosse infectada pelo SARS-CoV-2 para que o restante se beneficiasse da proteção de rebanho. Considerando o R_0 estabelecido entre 2 e 3, o número de pessoas necessário para conferir proteção ao restante equivaleria a algo entre 50 e 70% da população, o que torna a estratégia inviável, uma vez que a COVID-19 é uma doença potencialmente grave[19]. Além do mais, a proteção garantida não seria permanente.

Contudo, a indução da imunidade de rebanho por meio de vacinação pode ser, no futuro, importante arma contra os coronavírus de potencial pandêmico ou pelo menos contra o SARS-CoV-2.

▶ LETALIDADE

Uma particularidade da epidemia de COVID-19 é a diferença das taxas de letalidade observadas entre os vários países acometidos. O Quadro 1 compara os indicadores entre países[20].

▷ **Quadro 1** Letalidade da COVID-19 em oito países selecionados e em todo o mundo, de acordo com o boletim da Organização Mundial da Saúde (OMS) de 11 de julho de 2020

País	Número absoluto de casos confirmados	Número absoluto de óbitos	Letalidade
Brasil	1.800.827	70.398	3,9%
Estados Unidos	3.097.300	132.683	4,3%
Alemanha	198.556	9.060	4,5%
Irã	252.720	12.447	5,0%
China	85.487	4.648	5,4%
México	282.283	33.526	11,9%
Itália	242.639	34.938	14,4%
Reino Unido	288.137	44.650	15,5%
Total do mundo	12.322.395	556.335	4,5%

Fonte: OMS[20].

Sabe-se que idade avançada e outras comorbidades mais prevalentes em idosos, como cardiopatias, pneumopatias, diabetes e doença renal crônica, representam fatores de risco para doença grave pelo SARS-CoV-2 e, consequentemente, maior chance de desfechos desfavoráveis, como óbito[6].

Entretanto, mesmo quando são comparados os países com características socioeconômicas semelhantes, como Alemanha e Itália, as taxas de letalidade são muito diferentes. Ainda que distinções demográficas e dos sistemas de saúde de cada local possam justificar em parte as diferentes taxas, elas não são suficientes para explicar esse fenômeno em sua totalidade.

Apesar da heterogeneidade das populações dentro de cada país, já estão disponíveis dados robustos para afirmar que a maior letalidade observada em alguns países pode resultar de políticas de testagem restrita a casos graves e o contrário ocorrer em países com dificuldades na confirmação diagnóstica entre os óbitos[21,22].

Além da verificada a correlação entre letalidade e testagem populacional, o produto interno bruto (PIB) *per capita* de cada país também parece ter impacto significativo nas diferenças entre taxas nacionais de letalidade[22]. Contudo, o

PIB é um indicador complexo, que deve indiretamente representar outras características sociodemográficas envolvidas na morte de pessoas. Há também diferenças culturais que podem estar envolvidas, como grau de convivência entre gerações e hábitos de higiene.

▶ SITUAÇÃO EM JULHO DE 2020

Os primeiros casos de COVID-19 foram relatados em Wuhan, uma cidade na província chinesa de Hubei, no final de 2019. Até 11 de julho de 2020, mais de 85 mil casos da doença haviam sido notificados no país, sendo a maioria proveniente de Hubei[20]. A epidemia na China teve seu pico entre o final de janeiro e o início de fevereiro de 2020, seguido de queda substancial do número de casos no início de março. No entanto, a doença não ficou restrita à China. Casos já foram relatados em todos os continentes, com exceção da Antártida, e os números permanecem em ascensão: até a primeira semana de julho de 2020, mais de 12,3 milhões de pessoas tiveram o diagnóstico de COVID-19 confirmado no mundo todo, dos quais mais de 550 mil foram a óbito, segundo a OMS[20].

O primeiro caso no Brasil foi confirmado em 25 de fevereiro de 2020. Inicialmente, todos os casos brasileiros ocorreram em indivíduos com história recente de viagem internacional, em especial para a Itália. Todavia, desde 20 de março de 2020, há confirmação de transmissão comunitária no Brasil, de maneira que a história de viagem não mais constitui um critério necessário para a definição de caso[23].

No Brasil, o padrão de divulgação de dados não seguiu uniforme ao longo da epidemia. Até 11 de julho de 2020, haviam sido confirmados 1.800.827 casos pelo Ministério da Saúde. Na semana anterior, foram confirmados 263.337 novos casos da doença[20]. Até a referida data, haviam sido registrados 70.398 óbitos no país. Porém, a OMS apresentava dados mais atualizados, disponibilizados no Quadro 1[20,23].

Até 4 de julho de 2020, a maior parte dos casos brasileiros havia se concentrado na Região Sudeste, com 541.751 casos, seguido das Regiões Nordeste com 540.091 casos e Norte com 286.780 casos. Dentre os Estados, São Paulo apresentava o maior número absoluto de casos confirmados da doença (312.530 casos), seguido de Ceará (120.952 casos), Rio de Janeiro (120.440 casos) e Pará (112.531 casos).

O Ministério da Saúde também divulgou a importante informação de que o número de hospitalizações por síndrome respiratória aguda grave (SRAG) até a semana epidemiológica 14 de 2020 foi 310% superior ao mesmo período de 2019, totalizando 4.436 casos, dos quais apenas 12% foram confirmados para COVID-19[23]. O dado sugere que a estratégia utilizada para a testagem ainda depende de exames específicos, mas pouco sensíveis, ou não está disponível. Ainda assim, no primeiro trimestre de 2020, a principal causa de SRAG no Brasil foi a COVID-19, que superou o número de casos de influenza.

Como no Brasil a maioria dos casos não são submetidos a exames para diagnóstico específico, os indicadores apresentados são calculados com base no número de casos notificados e confirmados, sendo excluídos os pacientes que não foram testados ou que testaram falso-negativo pelas limitações nas técnicas disponíveis. Portanto, no Brasil, tanto a incidência quanto a letalidade da doença podem estar subestimadas.

▶ ESTIMATIVAS PARA O FUTURO

Estimativas de sazonalidade, imunidade e imunidade cruzada para os coronavírus OC43 e HKU1, usando dados de séries temporais dos EUA, permitiram traçar um modelo de transmissão de SARS-CoV-2 para o futuro breve[24].

Após a pandemia inicial, é provável que ocorram surtos recorrentes de SARS-CoV-2 e que, apesar das medidas de distanciamento social, alguns países não sejam capazes de evitar que a capacidade de leitos em terapia intensiva seja excedida e muitos danos colaterais ocorram[24]. Poderá ser necessário manter o isolamento social prolongado ou intermitente até 2022[24].

O desenvolvimento de medicamentos eficazes e outras intervenções poderiam reforçar o sucesso dessas medidas, e o desenvolvimento de uma vacina aceleraria a aquisição da imunidade de rebanho[24].

Mesmo no caso de eliminação aparente, a vigilância de SARS-CoV-2 deverá ser mantida, pois um ressurgimento da transmissão pode ser possível até, pelo menos, 2024[24].

▶ REFERÊNCIAS BIBLIOGRÁFICAS

1. Park M, Cook AR, Lim JT, Sun Y, Dickens BL. A systematic review of COVID-19 epidemiology based on current evidence. JCM. 2020;9(4):967.
2. To KK-W, Tsang OT-Y, Leung W-S, Tam AR, Wu T-C, Lung DC, et al. Temporal profiles of viral load in posterior oropharyngeal saliva samples and serum antibody responses during infection by SARS-CoV-2: an observational cohort study. Lancet Infect Dis. 2020;S1473309920301961.
3. Zou L, Ruan F, Huang M, Liang L, Huang H, Hong Z, et al. SARS-CoV-2 viral load in upper respiratory specimens of infected patients. N Engl J Med. 2020;382(12):1177-9.
4. Wölfel R, Corman VM, Guggemos W, Seilmaier M, Zange S, Müller MA, et al. Virological assessment of hospitalized patients with COVID-2019. Nature. 2020.
5. Liu Y, Yan L-M, Wan L, Xiang T-X, Le A, Liu J-M, et al. Viral dynamics in mild and severe cases of COVID-19. Lancet Infect Dis. 2020;S1473-3099(20)30232-2.
6. Zhou F, Yu T, Du R, Fan G, Liu Y, Liu Z, et al. Clinical course and risk factors for mortality of adult inpatients with COVID-19 in Wuhan, China: a retrospective cohort study. Lancet. 2020;395(10229):1054-62.

7. Rothe C, Schunk M, Sothmann P, Bretzel G, Froeschl G, Wallrauch C, et al. Transmission of 2019-nCoV infection from an asymptomatic contact in Germany. N Engl J Med. 2020;382(10):970-1.
8. Yu P, Zhu J, Zhang Z, Han Y. A familial cluster of infection associated with the 2019 novel coronavirus indicating possible person-to-person transmission during the incubation period. J Infect Dis. 2020;jiaa077.
9. Bai Y, Yao L, Wei T, Tian F, Jin D-Y, Chen L, et al. Presumed asymptomatic carrier transmission of COVID-19. JAMA. 2020.
10. Qian G, Yang N, Ma AHY, Wang L, Li G, Chen X, et al. COVID-19 transmission within a family cluster by presymptomatic carriers in China. Clin Infect Dis. 2020;ciaa316.
11. Wei WE, Li Z, Chiew CJ, Yong SE, Toh MP, Lee VJ. Presymptomatic transmission of SARS-CoV-2 — Singapore, January 23–March 16, 2020. MMWR Morb Mortal Wkly Rep. 2020;69(14):411-5.
12. Liu Y, Gayle AA, Wilder-Smith A, Rocklöv J. The reproductive number of COVID-19 is higher compared to SARS coronavirus. J Travel Med. 2020;27(2):taaa021.
13. Sim MR. The COVID-19 pandemic: major risks to healthcare and other workers on the front line. Occup Environ Med. 2020;77(5):281-2.
14. Zorzetto. Para conter o avanço explosivo. Pesquisa FAPESP [Internet]. abril de 2020;(290). Disponível em: https://revistapesquisa.fapesp.br/2020/03/19/para-conter-o-avanco-explosivo/. [Acesso 24 abr 2020.]
15. World Health Organization. Responding to community spread of COVID-19 [Internet]. 2020. Disponível em: https://www.who.int/publications-detail/responding-to-community-spread-of-covid-19. [Acesso 24 abr 2020.]
16. Anderson RM, Heesterbeek H, Klinkenberg D, Hollingsworth TD. How will country-based mitigation measures influence the course of the COVID-19 epidemic? Lancet. 2020;395(10228):931-4.
17. Liu J, Zheng X, Tong Q, Li W, Wang B, Sutter K, et al. Overlapping and discrete aspects of the pathology and pathogenesis of the emerging human pathogenic coronaviruses SARS-CoV, MERS-CoV, and 2019-nCoV. J Med Virol. 2020;92(5):491-4.
18. Sette A, Crotty S. Pre-existing immunity to SARS-CoV-2: the knowns and unknowns. Nat Rev Immunol. Nat Rev Immunol. 2020;1-2.
19. Kwok KO, Lai F, Wei WI, Wong SYS, Tang JWT. Herd immunity – estimating the level required to halt the COVID-19 epidemics in affected countries. J Infect. 2020;S0163445320301547.
20. World Health Organization. Coronavirus disease 2019 (COVID-19) Situation Report – 110 [Internet]. Disponível em: https://www.who.int/emergencies/diseases/novel-coronavirus-2019/situation-reports.
21. Michaels JA, Stevenson MD. Explaining national differences in the mortality of Covid-19: individual patient simulation model to investigate the effects of testing policy and other factors on apparent mortality. [Internet]. Epidemiology; 2020 abr [citado 18 de abril de 2020]. Disponível em: http://medrxiv.org/lookup/doi/10.1101/2020.04.02.20050633. [Acesso 24 abr 2020.]
22. Ward, Dan. Sampling bias: explaining wide variations in COVID-19 case fatality rates [Internet]. Report N.: COVID-19. Disponível em: https://www.researchgate.net/publication/340539075_Sampling_Bias_Explaining_Wide_Variations_in_COVID-19_Case_Fatality_Rates. [Acesso 24 abr 2020.]
23. Brasil. Ministério da Saúde. Centro de Operações de Emergência em Saúde Pública para Infecção Humana pelo Novo Coronavírus (COE COVID-19). Boletim Epidemiológico 14 – COE Coronavírus – 26 de abril de 2020. Disponível em: https://portalarquivos.saude.gov.br/images/pdf/2020/April/27/2020-04-27-18-05h-BEE14-Boletim-do-COE.pdf.
24. Kissler SM, Tedijanto C, Goldstein E, Grad YH, Lipsitch M. Projecting the transmission dynamics of SARS-CoV-2 through the postpandemic period. Science. 2020;eabb5793.

3

Manifestações clínicas

Alberto dos Santos de Lemos
Leonardo Flavio Nunes dos Santos

▶ PATOGÊNESE

O SARS-CoV-2 é transmitido de uma pessoa para outra primariamente por gotículas ou fômites em contato com a mucosa nasal, oral ou conjuntival. A transmissão por aerossóis também pode ocorrer, principalmente em ambiente hospitalar, quando são realizados determinados procedimentos. Sabe-se que nem todos os infectados pelo vírus desenvolverão a doença COVID-19. Entretanto, pelo fato de ser um fenômeno tão recente, a infecção ainda não foi totalmente descrita.

Já é sabido que o SARS-CoV-2 tem sua entrada nas células mediada pelo receptor da ECA2, presente em células do pulmão, do coração, dos intestinos, dos rins e do fígado além de neurônios e células do sistema imune[1]. Portanto, embora o órgão-alvo principal da doença seja o pulmão, a COVID-19 é uma doença essencialmente sistêmica.

Uma vez internalizado o vírus, inicia-se o período de incubação, assintomático, que dura uma mediana de 5 dias (entre 2 e 14 dias na maioria dos acometidos). O tempo médio entre o início dos sintomas e a morte foi estimado em 9 dias, com a maioria dos casos se concentrando entre 4 e 13 dias[2,3]. Após o período de incubação, alguns indivíduos evoluem para doença, enquanto outros permanecem assintomáticos. O mecanismo fisiopatológico determinante na definição de que indivíduos permanecerão sem sintomas ou evoluirão para quadros leves ou graves ainda não foi totalmente descrito.

Estudos preliminares sugerem que há rápida taxa de replicação viral no início da infecção, o que levaria à apoptose de células endoteliais com consequente liberação de quimiocinas e citocinas pró-inflamatórias[4]. O SARS-CoV-2 também poderia causar piroptose de macrófagos e linfócitos, o que implicaria a reconhecida linfopenia descrita na COVID-19[4]. Mais detalhes sobre a dinâmica da viremia em diferentes fases da doença são escassos e de difícil extrapolação para a clínica. Todavia, sabe-se que a carga viral em amostras respiratórias pode ser mais precocemente detectada e chegar a ser 60 vezes maior nos casos graves quando comparados com casos leves. A duração da positividade da carga viral em amostras respiratórias é estimada em 10 dias para casos leves e por tempo indeterminado em casos graves, podendo permanecer até a morte ou após a recuperação[5,6].

Por analogia com o SARS-CoV, acredita-se que o SARS-CoV-2 possa envolver um mecanismo de *downregulation* da ECA2, causando injúria pulmonar aguda, aumentando a permeabilidade vascular e causando disfunção do sistema renina-angiotensina[4]. Ademais, as citocinas liberadas também causariam a redução da expressão da ECA2 pulmonar[4]. Além das lesões pulmão-centradas, há evidências de que os casos que evoluem com gravidade podem ter a chamada síndrome de tempestade de citocinas, um estado de hiperinflamação que, se mais bem compreendido, poderá levar a estratégias terapêuticas mais eficazes e mudar a história da doença. A interleucina-6 (IL-6) parece estar marcadamente elevada nos casos de síndrome respiratória aguda grave (SRAG)[4].

A avaliação de pacientes chineses permitiu verificar que certas citocinas séricas se encontram marcadamente elevadas em casos graves quando comparados com pacientes não graves, marcadamente a IL-6, a IL-10 e o fator de necrose tumoral alfa (TNF-α)[7]. Paralelamente, foi demonstrada a redução de linfócitos T-CD4+, T-CD8+ e NK na periferia, de forma proporcional à gravidade dos casos, apesar do frequente aumento do total de leucócitos[7,8]. O momento de início da tempestade de citocinas ocorre na maioria das vezes entre o sétimo e o décimo dias de doença[7].

A hiperativação de macrófagos e monócitos também é um evento frequentemente verificado nos casos mais graves. A descrição desses mecanismos é importante para a seleção de drogas candidatas para o tratamento da doença. De forma simplificada, os modelos animais sugerem que o recrutamento sustentado de monócitos da periferia para os pulmões, que posteriormente se diferenciam em macrófagos, ocorre por diferentes vias, a saber[9]:

- Ativação pelo fator estimulador de colônias de granulócitos-macrófagos (GM-CSF), fator de necrose tumoral e interferon-γ produzidos por linfócitos T e NK.
- Acúmulo de fosfolipídios oxidados (OxPLs) nos pulmões infectados e ativação via receptor Toll-like 4.
- Via Janus quinase (JAK).

- Acesso do vírus ao citoplasma com ativação do inflamassoma NLRP3 com consequente liberação de interleucinas que perpetuam a ativação.
- Formação de complexos imunes com IgG anti-S (proteína da espícula).

O desencadeamento de reações inflamatórias do hospedeiro também resulta em efeitos pleiotrópicos, incluindo lesão endotelial e consequente estado pró-trombótico. Neutrófilos são recrutados por células endoteliais ativadas e ativam plaquetas para amplificar a hipercoagulabilidade[9]. Os estudos iniciais demonstraram que evidências de coagulopatia, como o aumento do D-dímero e do tempo de atividade da protrombina, ocorrem com maior fequência em pacientes que evoluem para o óbito, por volta do décimo dia de doença[10]. Fenômenos tromboembólicos são mais comuns em pacientes graves em comparação com pacientes pouco sintomáticos[10].

Acredita-se que a apoptose das células endoteliais também promove graves danos à microcirculação, decorrentes de aumento da permeabilidade vascular e infiltração de células inflamatórias[10]. A presença de microangiopatia e microtromboses também pode predispor o paciente a hipóxia e infartos em múltiplos órgãos, como fígado, coração ou rim, exacerbando ainda mais a disfunção multiorgânica[11].

Evidências de lesão cardíaca podem ocorrer precocemente, o que pode ser detectado pelo aumento da liberação de troponina e está associado a mau prognóstico. Uma pequena proporção de pacientes pode ter envolvimento cardíaco direto, incluindo miocardite, insuficiência cardíaca, arritmias e alargamento do intervalo QT pela própria doença[11].

O SARS-CoV-2 também pode invadir o sistema nervoso e danificar certos núcleos e circuitos neurais, provavelmente utilizando as terminações existentes nas conjuntivas, papilas gustativas ou mucosa nasal, por via hematogênica ou linfática, ou pelo ramo do nervo vago, que inerva o trato respiratório[12]. É possível inclusive que o acometimento do sistema nervoso tenha um papel na fisiopatologia da insuficiência respiratória. Por outro lado, hipóxia tecidual, inflamação e hipercoagulabilidade podem justificar manifestações como cefaleia, crises convulsivas e eventos cerebrovasculares.

A maioria das pessoas infectadas pelo SARS-CoV-2 produz anticorpos específicos, mas aparentemente de forma heterogênea. Tampouco não há dados robustos sobre títulos protetores e sua capacidade de neutralização do vírus. Dessa forma, não se sabe ainda se todos os infectados desenvolverão imunidade protetora e se há diferença de intensidade e durabilidade de proteção. Em curto prazo, a proteção parece ser efetiva, e o soro de pessoas convalescentes vem sendo testado como terapia para pacientes graves[13].

Ainda não se sabe se alguns achados encontrados no estudo da infecção pelo SARS-CoV em modelos murinos podem ser aplicados por analogia à infecção pelo SARS-CoV-2. Porém, é importante que certos mecanismos sejam investigados detalhadamente, como o achado de alguns pacientes que, particularmente, produzem anticorpos precocemente e acabam desenvolvendo um quadro de inflamação e injúria pulmonar persistentes[4]. É proposto que exista um mecanismo de amplificação da infecção dependente de anticorpos cuja atividade seria insuficiente, mas são necessários mais estudos em humanos para descrever tal fenômeno no curso da COVID-19[4].

A transmissão do SARS-CoV-2 parece ocorrer mais intensamente em pessoas com sintomas. O período de transmissibilidade dura desde a incubação e pode se manter até a morte de indivíduos que evoluem com doença muito grave, embora não esteja ainda bem definido um tempo médio. A transmissão por pessoas assintomáticas já foi descrita, mas sua frequência ainda não foi estabelecida[14,15]. A existência de indivíduos assintomáticos capazes de transmitir o vírus traz um problema adicional para a elaboração de estratégias de controle.

▶ APRESENTAÇÃO CLÍNICA

É importante reconhecer que os estudos que descrevem séries de casos e suas evoluções devem ser interpretados com cuidado. Em todos as séries estudadas, além dos cuidados de suporte clínico, algum tipo de tratamento experimental foi utilizado pelo menos em uma fração dos casos. Tais interferências podem ter alterado o curso clínico da doença de formas diferentes em cada centro. De forma mais homogênea, pode-se ressaltar a predominância de casos no sexo masculino e na faixa etária adulta[2,7,16-20]. Entre os sintomáticos, sabe-se que cerca de 80% dos casos seguem curso leve ou moderado e não necessitam de internação hospitalar. Cerca de 20% dos casos evoluem com gravidade, e 6% do total de sintomáticos evoluem com curso gravíssimo e precisam de cuidados intensivos[16]. A maioria dos casos graves evolui com pneumonia e síndrome respiratória aguda grave (SRAG), e a insuficiência respiratória acaba sendo o principal motivo para internação[2,3,16]. A letalidade real, que é um indicador difícil de ser estimado, foi abordada com mais detalhes no Capítulo 2.

O curso inicial da doença é indiferenciado de outras infecções das vias aéreas superiores. Não se sabe o percentual exato de pessoas que evoluem com pneumonia, pois há relatos de casos em que foram verificadas alterações radiológicas compatíveis em fases muito iniciais da doença ou até em assintomáticos[21]. A história de contato com caso confirmado ou suspeito é importante principalmente nos momentos iniciais, em que não há transmissão comunitária do vírus. Na fase atual da epidemia no território brasileiro, esse dado ainda deve ser obtido na anamnese, mas sua ausência não deve justificar a exclusão da hipótese diagnóstica.

Não há sinal ou sintoma comum a todos os casos. Os sintomas mais comumente relatados pelas coortes publicadas são[2,16-21]:

- Febre (temperatura axilar superior a 37,5 °C na maioria dos estudos).
- Tosse seca.
- Astenia.
- Fadiga.
- Mialgias.
- Dor na garganta.

Pode haver início do quadro com tosse produtiva (até 30%) e hemoptise. Os sintomas de infecção respiratória alta, como coriza e congestão conjuntival, podem ocorrer antes da clara definição do quadro de pneumonia ou durante sua ocorrência, bem como anorexia e cefaleia[2,16,17]. Embora não destacado nos primeiros estudos realizados na China, os distúrbios do olfato e do paladar também foram relatados como sintomas comuns[22]. O exame físico do paciente pode não apresentar alterações evidentes. A presença de taquidispneia, crepitações à ausculta respiratória ou taquicardia é sinal de alarme. Hipotensão arterial, cianose e saturação periférica de oxigênio inferior a 93% em ar ambiente indicam a presença de pneumonia ou SRAG. Pode-se observar dissociação entre a queixa de dispneia e a oxigenação aferida. Na maioria das vezes, a hipóxia é maior que a percebida pelo paciente, tornando importante a utilização da oximetria como medida objetiva de acompanhamento[2,23].

Deve-se salientar que manifestações gastrointestinais não são incomuns – náuseas, dor abdominal e diarreia podem acometer até 13% dos sintomáticos[17]. Em coorte italiana, houve o significante relato de inúmeras manifestações cutâneas em 20,4% dos casos, incluindo urticária, livedo reticular e *rash* eritematoso, vesicular, petequial ou morbiliforme, predominantes no tronco, sem aparente correlação com a gravidade[24]. Em casos de coagulação intravascular disseminada também foras descritas lesões de isquemia acral[24]. Tanto os achados gastrointestinais quanto dermatológicos podem ser confundidos com outros quadros virais que cursam mais frequentemente com esses sinais e sintomas, mas sua presença definitivamente não exclui a hipótese de COVID-19.

A incidência de manifestações neurológicas da SARS-CoV-2 ainda não é conhecida, mas já é sabido que pacientes com quadros graves são mais propensos a apresentar sintomas neurológicos que aqueles com formas leves. Além dos sintomas neurológicos inespecíficos já mencionados, como cefaleia e anosmia, manifestações neurológicas graves têm sido descritas, como rebaixamento agudo ou subagudo do nível de consciência, delirium, crises convulsivas, encefalopatia necrosante hemorrágica aguda, síndrome de Guillain-Barré, trombose dos seios venosos encefálicos e eventos cerebrovasculares[25]. Os casos relatados de acometimento do sistema nervoso central são indiferenciáveis de outras etiologias infecciosas, como Chikungunya, dengue, enterovírus, herpes simplex e HIV[25].

O impacto da COVID-19 em pacientes imunossuprimidos, incluindo as pessoas que vivem com HIV, ainda é importante lacuna no conhecimento.

▶ ALTERAÇÕES EM EXAMES COMPLEMENTARES

Exames complementares podem apresentar desde resultados normais a variações inespecíficas, e seus achados variam conforme o estudo e a população analisada. O diagnóstico etiológico da COVID-19 é abordado no Capítulo 4. A avaliação dos exames complementares inespecíficos é descrita a seguir[16-20].

1. Hemograma: pode ocorrer leucopenia (25%) ou leucocitose (35%). O achado de linfopenia é muito frequente e está associado a pior prognóstico.
2. Hepatograma: a disfunção hepática é esperada entre 15 e 50% dos casos, pela doença ou por toxicidade medicamentosa. A principal alteração é o aumento de aminotransferases, geralmente leve.
3. Avaliação da função renal: na maioria dos casos, não ocorre injúria renal aguda. Contudo, insuficiência renal é fator de mau prognóstico.
4. Marcadores inflamatórios: a proteína C-reativa e a procalcitonina aumentam ao longo do curso da doença, indicando evolução desfavorável.
5. Outros exames que, quando alterados em valores elevados, indicam mau prognóstico são: troponina, D-dímero, tempo de protrombina, ferritina, creatinofosfoquinase e lactato-desidrogenase.

Não é possível diferenciar a pneumonia causada pelo SARS-CoV-2 de outras etiologias apenas com dados clínicos. A forma grave mais comum da doença é manifesta como pneumonia bilateral. Alterações radiológicas podem ocorrer em praticamente 100% dos casos, independentemente do curso da doença[16].

Não há descrição de nenhum sinal radiológico patognomônico da COVID-19. O Quadro 1 lista os achados mais frequentes em exames de imagem de pacientes em diferentes fases da doença. Exemplos de alterações são expostos no Anexo, ao final deste livro.

Em pacientes com sintomas neurológicos, a ressonância magnética do crânio é importante ferramenta, pois determina a localização anatômica e even-

▷ **Quadro 1** Alterações torácicas em exames de imagem na COVID-19[26]

Radiografia simples
• Consolidações
• Infiltrado intersticial peri-hilar
• Infiltrado reticular periférico
• Broncograma aéreo
• Derrame pleural (< 10%)
Tomografia computadorizada
• Opacidades em vidro fosco
• Pavimentação em mosaico
• Consolidações
• Infiltrado peribroncovascular
• Espessamento de septos interlobulares
• Padrão nodular, opacidades arredondadas
• Espessamento da parede brônquica
• Broncograma aéreo
• Bolhas
• Nódulos irregulares
• Sinal do halo
• Sinal do halo reverso
• Aumento linfonodal hilar
• Derrame pleural ou pericárdico
• Sinais de fibrose (na convalescência)
Ultrassonografia
• Linhas B coalescentes nos segmentos superiores e anteriores
• Consolidações
• Broncograma aéreo
• Derrame pleural

tualmente fornece pistas sobre o mecanismo fisiopatológico envolvido nas lesões encontradas[26].

A presença de consolidações em bases e de infiltrados pulmonares bilaterais do tipo "vidro fosco" na tomografia de tórax[2,16,17] foi marcadamente identificada entre o quinto e o oitavo dias de início dos sintomas e associada a piora da febre e da dispneia. Apresentações atípicas, como infiltrado periférico e espessamento de fissura interlobar, também foram descritas[26]. Em pediatria, os achados mais frequentes são pequenas opacidades nodulares em vidro fosco, ocasionalmente acompanhadas de consolidação com halos circundantes[26]. A piora tardia de um exame radiológico (tomografia computadorizada, ressonância magnética, radiografia ou ultrassonografia) associada à piora dos sintomas pode sugerir infecção secundária, por isso deve ser pesquisada.

▶ COMPLICAÇÕES

As principais complicações decorrentes da infecção pelo SARS-COV-2 são SRAG em 17 a 29% dos casos, lesão miocárdica aguda (12%) e infecção secundária (10%)[16,20-27]. A evolução para SRAG ocorre quando, além dos sintomas gripais, ocorre associação com dispneia e/ou esforço respiratório e/ou queda da saturação periférica de oxigênio para menos de 93% em ar ambiente ou necessidade de oxigenoterapia acima de 3-5 L/min. Podem estar presentes também cianose, rebaixamento do nível de consciência e choque.

São considerados fatores de risco que levem à progressão para complicações e óbito[2,19,20]:

- Doenças cardiovasculares.
- *Diabetes mellitus.*
- Hipertensão arterial.
- Doença pulmonar crônica.
- Doença renal crônica.
- Neoplasias.
- Obesidade.
- Idade superior a 60 anos.

Como a evolução para SRAG pode ser súbita e de rápida evolução, pessoas com fatores de risco para complicação, mesmo estáveis, devem ser submetidas à reavaliação médica em até 48 horas. Caso não seja possível, deve-se proceder à internação hospitalar e à monitorização contínua. Uma vez diagnosticada a síndrome, o rápido manejo, incluindo suporte respiratório, é decisivo para o prognóstico do quadro.

São achados laboratoriais associados a mau prognóstico[16,20-27]:

- Linfopenia.
- Aumento da creatinina.
- Aumento de aminotransferases.
- Aumento da LDH.
- Aumento da CPK;
- Aumento da ferritina.
- Aumento da proteína C-reativa.

- Aumento da troponina.
- Aumento do tempo de protrombina.
- Aumento do D-dímero.
- Aumento da interleucina-6 plasmática.

Também pode ocorrer infecção secundária, que deve ser tratada como quadro de sepse, com rápida instituição de antibioticoterapia em menos de 1 hora, abrangendo patógenos respiratórios atípicos e influenza.

▶ SITUAÇÕES ESPECIAIS

Crianças

Em crianças, a infecção assintomática é mais comum, sendo estimada em 94% dos casos, mas pode haver a ocorrência de casos leves com febre, tosse, dor na garganta, coriza, cefaleia e diarreia em 5% dos pacientes, e progressão para pneumonia e SRAG em 1%[28]. O primeiro caso de SRAG em uma criança foi relatado na China e, excepcionalmente, iniciou a doença com sintomas gastrointestinais e progrediu rapidamente para insuficiência respiratória[28]. São considerados sinais de alerta em crianças[28,29]:

- Tosse.
- Dispneia.
- Cianose central ou $SatO_2 < 90\%$.
- Febre persistente.
- Dificuldades na amamentação ou ao beber líquidos.
- Letargia.
- Convulsões.
- Taquipneia
  - < 2 meses: ≥ 60 ipm.
  - 2-11 meses: ≥ 50 ipm.
  - 1-5 anos: ≥ 40 ipm.

Gestantes

A infecção por SARS-CoV-2 ainda é pouco estudada, e a maioria do conhecimento atual ainda é extrapolado da SARS e MERS. Não há evidência de transmissão intrauterina de mãe para o feto ou relato de parto prematuro. Porém deve-se acompanhar a gestante bimestralmente para atentar-se a possíveis complicações de forma precoce[30]. As manifestações clínicas pareceram mais inespecíficas e brandas, retardando ou dificultando o diagnóstico. Não houve diferenças laboratorial e radiológica significantes em comparação ao grupo-controle. A maioria dos casos evoluiu com bons desfechos para a mãe e o feto[30].

Imunodeprimidos

Em geral, infecções respiratórias tendem a ser mais graves nesses pacientes, porém não há evidências clínicas de que a COVID-19 seja mais agressiva[31]. Em pequena coorte de pessoas imunossuprimidas por HIV ou por imunossupressão terapêutica para outras doenças, verificou-se, além de expressiva ocorrência de casos atípicos, a evolução para síndrome de ativação macrofágica (SAM) ou linfo-histiocitose hemofagocítica secundária ou estados de desregulação imunológica similares[31,32]. Outro ponto controverso é se a terapia antirretroviral é eficaz na prevenção de formas graves, porém não há estudos que corroborem essa hipótese no momento.

▶ DIAGNÓSTICO DIFERENCIAL

As síndromes gripais complicadas com pneumonia e SRAG são bem conhecidas. A infecção pelo SARS-CoV-2 entrou na lista de etiologias possíveis. O Quadro 2 apresenta as principais etiologias que podem apresentar quadro clínico muito semelhante ao da COVID-19.

Dados a respeito de coinfecções têm aumentado em frequência na literatura, especialmente com outros vírus respiratórios.

▷ **Quadro 2** Principais etiologias infecciosas que podem ter a mesma apresentação respiratória da COVID-19

Vírus
• Outros coronavírus (incluindo MERS-CoV)
• Influenza
• Parainfluenza
• Vírus sincicial respiratório
• Adenovírus
• Bocavírus
• Enterovírus (*Echovirus, Coxsackievirus*)
• Metapneumovírus
• Rhinovírus
• Hantavírus

(continua)

▷ **Quadro 2** Principais etiologias infecciosas que podem ter a mesma apresentação respiratória da COVID-19 *(continuação)*

Bactérias
• *Streptococcus pneumoniae*
• *Chlamydia pneumoniae*
• *Mycoplasma pneumoniae*
• *Legionella* spp.
• *Coxiella burnetii*
• *Haemophilus influenzae*
• *Moraxella catarrhalis*
• *Staphylococcus aureus*
• Anaeróbios
• *Mycobacterium tuberculosis*
Fungos
• *Pneumocystis jirovecii*
• *Histoplasma capsulatum*

Dados a respeito da possível associação entre a doença de Kawasaki e a infecção pelo SARS-CoV-2 emergiram em maio de 2020. Já era descrita na literatura a ocorrência dessa doença no curso de outras viroses respiratórias em crianças, inclusive causadas por outros coronavírus. Por ter curso subagudo, e por ocorrer predominantemente numa população em que se esperam poucos sintomas da COVID-19, a doença de Kawasaki pode ser um diagnóstico diferencial ou uma manifestação da coronavirose em crianças, o que poderá ser esclarecido conforme mais séries de casos forem publicadas[33].

▶ REFERÊNCIAS BIBLIOGRÁFICAS

1. Liu J, Zheng X, Tong Q, Li W, Wang B, Sutter K, et al. Overlapping and discrete aspects of the pathology and pathogenesis of the emerging human pathogenic coronaviruses SARS-CoV, MERS-CoV, and 2019-nCoV. J Med Virol. 2020;92(5):491-4.
2. Guan W, Ni Z, Hu Y, Liang W, Ou C, He J, et al. Clinical Characteristics of Coronavirus Disease 2019 in China. N Engl J Med. 2020;NEJMoa2002032.
3. Lai C-C, Liu YH, Wang C-Y, Wang Y-H, Hsueh S-C, Yen M-Y, et al. Asymptomatic carrier state, acute respiratory disease, and pneumonia due to severe acute respiratory syndrome coronavirus 2 (SARS-CoV-2): facts and myths. J Microbiol Immunol Infect. 2020;pii:S1684-1182(20):30040-2.
4. Fu Y, Cheng Y, Wu Y. Understanding SARS-CoV-2-mediated inflammatory responses: from mechanisms to potential therapeutic tools. Virol Sin. 2020.
5. Liu Y, Yan L-M, Wan L, Xiang T-X, Le A, Liu J-M, et al. Viral dynamics in mild and severe cases of COVID-19. Lancet Infect Dis. 2020;pii:S1473-3099(20):30232-2.
6. Lan L, Xu D, Ye G, Xia C, Wang S, Li Y, et al. Positive RT-PCR test results in patients recovered from COVID-19. JAMA. 2020.

7. Chen G, Wu D, Guo W, Cao Y, Huang D, Wang H, et al. Clinical and immunologic features in severe and moderate coronavirus disease 2019. J Clin Invest. 2020;pii:137244.
8. Qin C, Zhou L, Hu Z, Zhang S, Yang S, Tao Y, et al. Dysregulation of immune response in patients with COVID-19 in Wuhan, China. Clin Infect Dis. 2020;pii: ciaa248.
9. Merad M, Martin JC. Pathological inflammation in patients with COVID-19: a key role for monocytes and macrophages. Nature Reviews Immunology. 6;1-8. Available from: https://www.nature.com/articles/s41577-020-0331-4. [Acesso 13 mai 2020.]
10. Connors JM, Levy JH. COVID-19 and its implications for thrombosis and anticoagulation. Blood. 2020;piii:blood.2020006000.
11. Liu PP, Blet A, Smyth D, Li H. The Science Underlying COVID-19: Implications for the Cardiovascular System. Circulation. 2020.
12. Li Z, Liu T, Yang N, Han D, Mi X, Li Y, et al. Neurological manifestations of patients with COVID-19: potential routes of SARS-CoV-2 neuroinvasion from the periphery to the brain. Front Med. 2020.
13. Chen L, Xiong J, Bao L, Shi Y. Convalescent plasma as a potential therapy for COVID-19. Lancet Infect Dis. 2020;20(4):398-400.
14. Bai Y, Yao L, Wei T, Tian F, Jin D-Y, Chen L, et al. Presumed asymptomatic carrier transmission of COVID-19. JAMA. 2020.
15. Rothe C, Schunk M, Sothmann P, Bretzel G, Froeschl G, Wallrauch C, et al. Transmission of 2019-nCoV infection from an asymptomatic contact in Germany. N Engl J Med. 2020;382(10):970-1.
16. Chen N, Zhou M, Dong X, Qu J, Gong F, Han Y, et al. Epidemiological and clinical characteristics of 99 cases of 2019 novel coronavirus pneumonia in Wuhan, China: a descriptive study. Lancet. 2020;395(10223):507-13.
17. Huang C, Wang Y, Li X, Ren L, Zhao J, Hu Y, et al. Clinical features of patients infected with 2019 novel coronavirus in Wuhan, China. Lancet. 2020;395(10223):497-506.
18. Wu J, Liu J, Zhao X, Liu C, Wang W, Wang D, et al. Clinical characteristics of imported cases of coronavirus disease 2019 (COVID-19) in Jiangsu Province: a multicenter descriptive study. Clin Infect Dis. 2020;pii:ciaa199.
19. Zhou F, Yu T, Du R, Fan G, Liu Y, Liu Z, et al. Clinical course and risk factors for mortality of adult inpatients with COVID-19 in Wuhan, China: a retrospective cohort study. Lancet. 2020;395(10229):1054-62.
20. Yang X, Yu Y, Xu J, Shu H, Xia J, Liu H, et al. Clinical course and outcomes of critically ill patients with SARS-CoV-2 pneumonia in Wuhan, China: a single-centered, retrospective, observational study. Lancet Respirator Med. 2020;S2213260020300795.
21. Lin C, Ding Y, Xie B, Sun Z, Li X, Chen Z, et al. Asymptomatic novel coronavirus pneumonia patient outside Wuhan: the value of CT images in the course of the disease. Clin Imaging. 2020;63:7-9.
22. Giacomelli A, Pezzati L, Conti F, Bernacchia D, Siano M, Oreni L, et al. Self-reported olfactory and taste disorders in SARS-CoV-2 patients: a cross-sectional study. Clin Infect Dis. 2020.
23. Grasselli G, Pesenti A, Cecconi M. Critical care utilization for the COVID-19 outbreak in Lombardy, Italy: early experience and forecast during an emergency response. JAMA. 2020.
24. Suchonwanit P, Leerunyakul K, Kositkuljorn C. Cutaneous manifestations in COVID-19: Lessons learned from current evidence. J Am Acad Dermatol. 2020;pii:S0190-9622(20)30710-6.
25. Carod Artal FJ. Complicaciones neurológicas por coronavirus y COVID-19. Rev Neurol. 2020;70(09):311.
26. Yang W, Sirajuddin A, Zhang X, Liu G, Teng Z, Zhao S, et al. The role of imaging in 2019 novel coronavirus pneumonia (COVID-19). Eur Radiol. 2020.
27. Shi S, Qin M, Shen B, Cai Y, Liu T, Yang F, et al. Association of cardiac injury with mortality in hospitalized patients with COVID-19 in Wuhan, China. JAMA Cardiol. 2020.

28. Jiatong S, lanqin L, Wenjun L. COVID-19 epidemic: disease characteristics in children. J Med Virol. 2020.
29. Pathak EB, Salemi JL, Sobers N, Menard J, Hambleton IR. COVID-19 in children in the United States: intensive care admissions, estimated total infected, and projected numbers of severe pediatric cases in 2020. J Public Health Manag Pract. 2020.
30. Chen L, Li Q, Zheng D, Jiang H, Wei Y, Zou L, et al. Clinical characteristics of pregnant women with Covid-19 in Wuhan, China. N Engl J Med. 2020;NEJMc2009226.
31. Mehta P, McAuley DF, Brown M, Sanchez E, Tattersall RS, Manson JJ. COVID-19: consider cytokine storm syndromes and immunosuppression. Lancet. 2020;395(10229):1033-4.
32. McGonagle D, Sharif K, O'Regan A, Bridgewood C. The role of cytokines including interleukin-6 in COVID-19 induced pneumonia and macrophage activation syndrome-like disease. Autoimmun Rev. 2020;102537.
33. Jones VG, Mills M, Suarez D, Hogan CA, Yeh D, Segal JB, et al. COVID-19 and Kawasaki disease: novel virus and novel case. Hosp Pediatr. 2020;pii:hpeds.2020-0123.

4
Diagnóstico da COVID-19

Marta Guimarães Cavalcanti

▶ INTRODUÇÃO

O SARS-CoV-2, agente etiológico da COVID-19, é um novo vírus da família *Coronaviridae* que trouxe mudanças importantes no modo de vida das populações humanas em todo o planeta. A COVID-19 teve início na China continental, apresentando casos entre novembro e dezembro de 2019, e foi declarada como pandemia pela Organização Mundial da Saúde (OMS) em março de 2020. O rápido acometimento de população não imune e a progressão para casos graves em grupos afetados por outras comorbidades mostraram a necessidade do diagnóstico acurado da infecção de modo a melhorar a tomada de decisões tanto no âmbito individual quanto no comunitário.

A infecção pelo SARS-CoV-2 caracteriza-se por amplo espectro de manifestações, incluindo quadros atípicos ou alterações pouco específicas. Febre, tosse com ou sem alterações respiratórias, como dispneia, e ausência ou presença de intensa fadiga são manifestações frequentes. Podem estar também presentes congestão nasal, anosmia, dor de garganta, mal-estar, mialgia e diarreia, associados ou não à síndrome respiratória[1,2]. Desfechos como hospitalização, internação em unidade de terapia intensiva (UTI) e morte associam-se a alguns fatores de risco, por exemplo idade e comorbidades. Mas, a despeito da variabilidade do quadro clínico, a infecção é predominantemente assintomática ou oligossintomática na maior parte dos afetados não imunes ao SARS-CoV-2. Em razão das apresentações clínicas tão distintas e dos sintomas inespecíficos, o diagnóstico da COVID-19 é essencialmente laboratorial[1].

O método da reação em cadeia da polimerase-transcriptase reversa (*reverse transcriptase-polymerase chain reaction* – RT-PCR) é considerado o padrão-

-ouro no diagnóstico da infecção pelo SARS-CoV-2[3]. No momento, os testes para detecção de RNA viral são os recomendados tanto para a confirmação da infecção pelo SARS-CoV-2, em casos suspeitos na população geral e em trabalhadores da área de saúde, como também para monitoramento e suspensão de medidas de isolamento individual.

Recentemente introduzidos, os testes para diagnóstico imunológico incluem métodos imunoenzimáticos, quimioluminescência e imunocromatografia de fluxo lateral, os quais permitem a determinação de exposição prévia, sendo então cogitados como ferramentas auxiliares para controle de cura e vigilância epidemiológica.

▶ DESCRIÇÃO DA ESTRUTURA E DO GENOMA VIRAL

O SARS-CoV-2 possui estrutura viral composta de envelope externo, o core (com RNA genômico), nucleoproteína e nucleocapsídeo (Figura 1). No seu envelope externo, ancoram-se as seguintes proteínas: Spike (SP), que promove a ligação com o receptor da célula hospedeira; Envelope (EP), que é facilitadora da montagem da partícula viral e de sua liberação da célula hospedeira; Membrana (MP), que faz parte da estrutura da partícula viral. A Hemaglutinina esterase (HE) está presente em algumas cepas de betacoronavirus e pode contribuir com a proteína S durante a entrada na célula hospedeira. No nucleocapsídeo, a proteína N permite a organização do genoma viral (RNA) (Figura 1A).

O genoma viral do SARS-CoV-2 é composto por RNA de fita simples de aproximadamente 29 mil pares de bases. Tem de 6 a 11 ORP (*open reading frames*). Cerda de dezesseis proteínas não estruturais (nsps) são codificadas a partir da região genômica ORF 1, enquanto as demais proteínas estruturais são expressas no restante das ORF (Figura 1B). Os genes *Rep 1a* e *1b* estão relacionados à replicação viral, enquanto as regiões S, E, M e N codificam proteínas estruturais[3].

Eliminação de RNA em compartimentos biológicos detectada por RT-PCR em tempo real e resposta imune dependente de anticorpos por testes comerciais durante a evolução da COVID-19

A detecção de partículas virais obtidas de secreção respiratória alta (*swab* nasal) ocorre a partir do terceiro dia de doença, tendo o pico de eliminação de 4 a 6 dias após início de sintomas e se estendendo por mais de 3 semanas (de 8 a 37 dias)[4,5]. Entretanto, a eliminação de RNA viral em vias respiratórias baixas (amostras de escarro) pode ser detectável de 21 a 39 dias e, em amostras

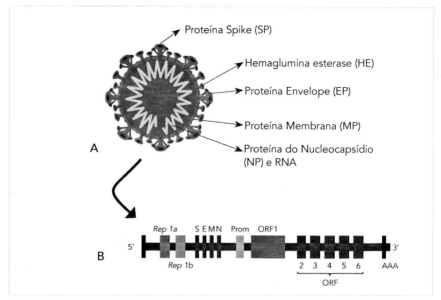

▷ **Figura 1** Estrutura viral. A) Capsídeo viral: projeções externas ao capsídeo proteico (proteína Spike), dímero da hemaglutinina esterase (HE), proteína membrana (MP), proteína de envelope (EP). Proteína do nucleocapsídeo (NP) e RNA estão representados; B) regiões do genoma viral: Rep 1a e 1b, replicação; S, estrutural, E, envelope; M, membrana; N, gene do nucleocapsídeo; Prom e ORF 1, 2 -6, regiões promotora e *open reading frame*, respectivamente.

de fezes, por mais de 4 semanas (Figura 2)[6,7]. A janela de detecção de ácidos nucleicos estende-se por um período médio de 12 a 19 dias após início de sintomas nas vias respiratórias e de até 18 dias nas fezes[8]. A persistente eliminação de RNA viral foi observada em pacientes que evoluíram para doença grave, embora indivíduos assintomáticos ou com doença leve também possam apresentar partículas virais detectáveis por longo tempo. Entretanto, embora seja possível detectar a amplificação viral além de 3 semanas após o início de sintomas, dados recentes mostram que a eliminação viral persistente não se correlaciona com atividade replicativa, visto que partículas virais ativas não são recuperáveis por isolamento após o oitavo dia após início de sintomas[9].

Em relação à resposta imune dependente de anticorpo, a IgM de fase aguda pode surgir entre o 5° e o 7° dias do início de doença, porém esse surgimento pode ser mais tardio (entre 10 e 30 dias, com pico no 28° dia após início de sintomas). Por outro lado, a detecção de IgG pode ocorrer entre 10 e 20 dia após início de sintomas[3,8,10]. A duração da resposta por IgM e IgG ainda não está seguramente estabelecida em parte pela baixa acurácia dos testes disponíveis.

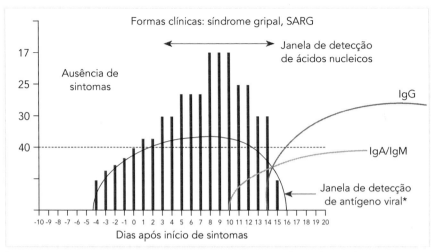

▷ **Figura 2** Eliminação de partículas virais e resposta dependente de anticorpo na infecção pelo SARS-CoV-2. Representação da duração provável da eliminação de partículas virais (ensaio de detecção de ácidos nucleicos) em vias aéreas no período pré-sintomático (pródromos) e após o início de sintomas. Seta delimita período de eliminação de RNA viral e a sua consequente detecção por ensaios moleculares. A resposta dependente de anticorpos está demonstrada por ensaio imunoenzimático. Linha pontilhada corresponde ao limiar de detecção do teste molecular (RT-PCR em tempo real).
* Janela de detecção de antígeno viral presumida.

▶ FERRAMENTAS DIAGNÓSTICAS ATUALMENTE EM USO

Testes baseados na detecção de ácidos nucleicos

Dos ensaios para detecção de RNA viral, o método da RT-PCR em tempo-real tem sido o mais universalmente utilizado. A reatividade no teste resulta da amplificação de algumas regiões genômicas com sequências conservadas. Os testes ainda não são comerciais (*in house*), por isso os laboratórios devem validar seus ensaios.

Atualmente, existem seis diferentes protocolos, sendo o desenvolvido pela Charité Virology (Berlim, Alemanha) o adotado pela OMS como referência, embora outros estejam disponíveis e podem ser usados, como o desenvolvido pelo Centers for Disease Control and Prevention (CDC – Atlanta, Estados Unidos)[3].

Os alvos gênicos escolhidos no protocolo Charité são os genes *E* e *RdRP2*, usados para triagem e confirmação diagnóstica, respectivamente. Nos demais protocolos, outros alvos foram utilizados (Quadro 1)[3]. Este último pode ser substituído pelo gene *N2*, por exemplo, para aumentar a sensibilidade do teste[11]. A RT-PCR pode alcançar 100% de especificidade e não tem reatividade cruzada com as demais espécies de coronavírus, como HCoV-229E[12]. Entretanto, a sensibilidade desse ensaio varia conforme a região-alvo amplificada, o tempo de infecção e o espécime clínico testado, sendo 32% a 95% (Quadro 1)[13-15]. Além do ensaio convencional, já existem plataformas do tipo *point-of-care* a serem disponibilizadas.

Diagnóstico imunológico

O diagnóstico imunológico abrange a detecção de antígenos virais e anticorpos das classes IgA, IgM e IgG (Quadro 1). Nesse momento, estão disponíveis comercialmente os testes rápidos (imunocromatografia de fluxo lateral nas plataformas de *point-of-care*) ou testes convencionais do tipo ELISA (ensaio imunoenzimático). Entretanto, o maior entrave é a baixa acurácia dos testes atualmente disponíveis, consequentemente, a necessidade de validação deles[16]. A detecção de IgM e IgG pode ser realizada por meio de testes imunocromatográficos de fluxo lateral (teste rápido), ensaios ELISA convencional, quimioluminescência e outros[17]. A dosagem de IgA também é possível de ser realizada por meio de ELISA. A detecção de antígeno viral em plataforma do tipo *point-of-care* está sendo validada em diferentes laboratórios, sendo sua sensibilidade pouco inferior a do RT-PCR. No momento, a OMS ainda não indica o uso fora de protocolos de pesquisa, embora incentive os estudos que se proponham a determinar sua acurácia[18].

▶ INTERPRETAÇÃO DE RESULTADOS

Com base nos aspectos descritos, a escolha do teste diagnóstico depende da sua confiabilidade. A *performance* dos testes, como os ensaios para detecção de ácidos nucleicos, pode ser mudada, por exemplo, conforme o dia de doença em que a amostra foi coletada, o espécime clínico usado, a técnica de coleta, do processamento da amostra e outros. O aparecimento tardio e a curta duração de imunoglobulinas de fase inicial aguda prejudicam o diagnóstico em indivíduos sintomáticos com ausência de RNA viral detectável, por exemplo. No Quadro 2, estão listadas as interpretações possíveis dos testes atualmente disponíveis para o diagnóstico laboratorial da COVID-19.

▷ **Quadro 1** Características dos testes diagnósticos da COVID-19

	Ensaio para detecção de RNA viral (*real time* RT-PCR)	Imunodiagnóstico (IgA, IgM, IgG)
Sensibilidade (S)	32-95%	IgA (S): 92,7% IgM (S): 85,4-87% IgG (S):67-78%
Especificidade (E)	≅ 100%	IgA/IgM (E): 85.4-87% IgG (E):67-78%
Início de detecção (dia após início de sintomas)	A partir 3° dia	IgA/IgM: 5-7°dia IgG: 10-18°dia
Duração detecção	Via respiratórias altas: até 3 semanas Baixas: > 5 semanas Fezes: > 4 semanas	IgA/IgM: ≅ 3 semanas (?) IgG: anos (?)
Alvos de detecção	E, RdRP2, N1-3; ORF1 ab	NP, E, ME, SP
Espécimes biológicos	*Swab* nasofaringe, orofaringe Escarro, lavado broncoalveolar Fezes	Soro, sangue total, plasma
Reatividade cruzada	Ausência	Vacinação prévia para influenza; DENV em áreas endêmicas. Reatividade com outros coronavírus humanos
Indicação do uso	Diagnóstico de infecção ativa em indivíduos sintomáticos	Vigilância epidemiológica
Vantagens	Teste confiável pp na janela de positividade. Sensibilidade aumentada com a utilização de mais de uma sequência-alvo do SARS-CoV-2. Plataforma de *point-of-care* em desenvolvimento	TR poderiam ser chave para tomada de decisão à beira do leito. Facilidade no manuseio, análise e não requer treino especializado. Ensaios ELISA convencionais são aplicáveis a estudos populacionais Recuperação dos dados de incidência em grupos de indivíduos infectados/doentes, mas sem diagnóstico confirmatório pelo ensaio detecção ácidos nucleicos. Custo, em geral, é baixo

(continua)

▷ **Quadro 1** Características dos testes diagnósticos da COVID-19 *(continuação)*

	Ensaio para detecção de RNA viral (*real time* RT-PCR)	Imunodiagnóstico (IgA, IgM, IgG)
Limitações	Acurácia do teste depende de variáveis como adequada coleta e armazenamento da amostra, dia da infecção (janela de positividade), validação interna. Não amplificação pode não excluir infecção. Ainda depende de profissionais qualificados para realização. No momento, ausência de ensaios comerciais. Preço/teste pode limitar o uso para investigação de grandes populações	TR em geral tem a especificidade reduzida. Resultados limítrofes (indeterminados) podem ter interpretação difícil. Atuais TR no mercado ainda têm baixa *performance*. Teste convencional (ELISA) vem apresentando acurácia mais baixa. Reatividade muito tardia de resposta de fase aguda (IgM-dependente) prejudica diagnóstico precoce em indivíduos cujas amostras não tinham amplificação viral

▷ **Quadro 2** Interpretação (possível) dos resultados de testes diagnósticos

Dias após início de sintomas	Testes diagnósticos			Análise
	RT-PCR	IgA/IgM	IgG	
< 3 dias	Reativo	NR; NT*	NR; NT*	Indivíduo infectado assintomático ou período inicial de sintomas
< 3 dias	NR	NR; NT*	NR; NT*	RT-PCR pode ser falso-negativo em fases iniciais
> 4-10 dias	Reativo	Pos	Neg	Paciente em fase ativa (precoce) de infecção
> 10 dias	Reativo	Pos	Pos	Infecção recente
> 10 dias	NR	Pos	Pos	Indivíduo apresentou infecção/doença prévia; convalescência; RT-PCR falso-negativo
> 21 dias	Reativo	Neg	Pos	Fase tardia de infecção
> 21 dias	Reativo	-	-	Detecção infecção persistente com eliminação de RNA nas fezes
Após semanas do final de sintomas	Reativo	-	-	Reativação? Reinfecção?

NR: não reagente; NT: não testado; * não indicado em vista da limitação do teste. Vide texto. Pos: positivo; Neg: negativo.

▶ EMPREGO DOS TESTES DIAGNÓSTICOS PARA MANEJO DA COVID-19

O uso de ensaios moleculares e imunológicos ainda é objeto de discussão quando se trata tanto do manejo individual quanto do comunitário (Figura 3). A proposta para o uso de testes depende, em última análise, da melhora da confiabilidade dos próprios testes e de sua validação.

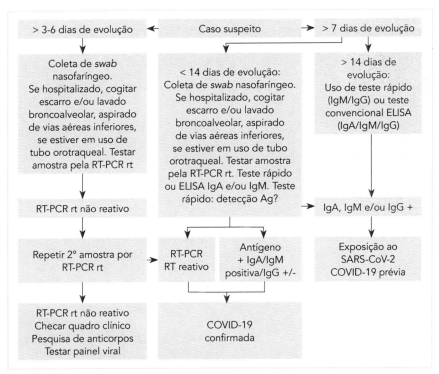

▷ **Figura 3** Fluxograma representando o uso dos testes diagnósticos da COVID-19.
RT-PCR rt: reação em cadeia da polimerase-transcriptase reversa em tempo real.

▶ REFERÊNCIAS BIBLIOGRÁFICAS

1. Jin Y, Wang M, Zuo Z, Fan C, Ye F, Cai Z, et al. Diagnosis value and dynamic variance of sérum antibody in coronavirus disease 2019. Int J Infect Dis. 2020;94:49-52.
2. Zhou F, Yu T, Du R, Fan G, LiuY , Liu Z, et al. Clinical course and risk fator for mortality of adult inpatients with COVID-19 in Wuhan, China: a retrospective cohort study. Lancet. 2020;395:1054-62.
3. Yan Y, Chang L, Wang L. Laboratory testing of SARS-CoV, MERS-CoV, and SARS-CoV-2 (2019-nCoV): current status, challenges, and countermeasures. Rev Med Virol. 2020;e2106.
4. Lo IL, Lio CF, Cheong HH, Lei CI, Cheong TH, Zhong X, et al. Evaluation of SARS-CoV-2 RNA shedding in clinical specimens and clinical characteristics of 10 patients with COVID -19 in Macau. Int J Biol Sci. 2020;16(10):1698-707.
5. Lippi G, Simundic A-M, Plebani M. Potential preanalytical and analytical vulnerabilities in the laboratory diagnosis of coronavirus disease 2019 (COVID-19). Clin Chem Lab Med. 2020.
6. Wu Y, Guo C, Tang L, Hong Z, Zhou J, Dong X, et al. Prolonged presence of SARS-CoV-2 viral RNA in faecal samples. Lancet Gastroenterol Hepatol. 2020;5(5):434-5.
7. Han H, Luo Q, Mo F, Long L, Zheng W. SARS-CoV-2 RNA more readily detected in induced sputum than in throat swabs of convalescent COVID-19 patients. Lancet Infect Dis. 2020.
8. Tan W, Lu Y, Zhang J, Wang J, Dan Y, Tan Z, et al. Viral kinetics and antibody responses in patients with COVID-19. medRxiv. 2020.
9. Wölfel R, Corman VM, Guggemos W, Seilmaier M, Zange S, Müller MA, et al. Virological assessment of hospitalized patients with COVID-2019. Nature. 2020.
10. Vashist SK. In vitro diagnostic assays for COVID-19: recent advances and emerging trends diagnostics (Basel). 2020;10(4):E202.
11. Lai CC, Liu YH, Wang CY, Wang YH, Hsueh SC, Yen MY, et al. Asymptomatic carrier state, acute respiratory disease, and pneumonia due to severe acute respiratory syndrome coronavirus 2 (SARS-CoV-2): facts and myths. J Microbiol Immunol Infect. 2020.
12. Nalla AK, Casto AM, Huang M-L W, Perchetti GA, Sampoleo R, Shrestha L, et al. Comparative performance of SARS-CoV-2 detection assays using seven different primer/probe sets and one assay kit. J Clin Microbiol 2020;JCM.00557-20.
13. Wang WG, Hu H, Song L, Gong XM, Qu YJ, Lv YZ. Image of pulmonary and diagnosis of atypical novel coronavirus (2019-nCoV) infected pneumonia: case series of 14 patients. New Med. 2020;30(1):7-9.
14. Wang W, Xu Y, Gao R, Lu R, Han K, Wu G, et al. Detection of SARS-CoV-2 in Different Types of Clinical Specimens. JAMA. 2020.
15. Yu F, Yan L, Wang N, Yang S, Wang L, Tang Y, et al. Quantitative detection and viral load analysis of SARS-CoV-2 in infected patients. Clin Infect Dis. 2020.
16. Castro R , Luz PM, Wakimoto MD, Veloso VG , Grinsztejn B, Perazzo H. COVID-19: a meta--analysis of diagnostic test accuracy of commercial assays registered in Brazil. Braz J Infect Dis. 2020;S1413-8670(20):30029-5.
17. Koh D, Cunningham AC. Counting coronavirus disease-2019 (COVID-19). Cases: case definitions, screened populations and testing techniques matter. Ann Acad Med Singapore. 2020;49:161-5.
18. WHO. Advice on the use of point-of-care immunodiagnostic tests for COVID-19. 2020. Available in: https://www.who.int/news-room/commentaries/detail/advice-on-the-use-of-point-of-care--immunodiagnostic-tests-for-covid-19 [Acesso 29 abr 2020.]

5
Tratamento e cuidados intensivos

Alberto dos Santos de Lemos
Isabel Cristina Melo Mendes

▶ ABORDAGEM INICIAL E MANEJO DE CASOS LEVES

É importante compreender que a abordagem clínica dos pacientes pode ser diferenciada a depender da fase da epidemia, de novas descobertas científicas, dos recursos disponíveis, de particularidades institucionais e das orientações das autoridades. Este capítulo apresenta uma proposta que pretende auxiliar o clínico em sua prática, não uma diretriz rígida aplicável em qualquer contexto. Reforça-se, contudo, que o manejo inicial de sintomáticos respiratórios deve sempre seguir as normas de biossegurança preconizadas para proteção dos profissionais. O capítulo 6 traz mais detalhes a respeito.

Diante de um paciente com suspeita clínica de COVID-19, é fundamental determinar a presença de critérios de gravidade que justifiquem a internação. A correta identificação dos casos de menor risco permite que parte dos pacientes seja tratada em sua própria casa, o que é fundamental em um momento de sobrecarga da rede hospitalar. Apesar de a Organização Mundial da Saúde (OMS) recomendar que todos os casos confirmados sejam avaliados em unidades de saúde, o órgão reconhece que essa conduta é impraticável na maioria dos países e faz recomendações específicas sobre o tema, nas quais as propostas são baseadas.

Caso o médico avalie que o paciente apresenta um quadro de infecção de vias aéreas superiores sem sinais de gravidade, e não apresente características associadas a mau prognóstico, sugere-se a seguinte conduta[1]:

- Notificação de caso suspeito de acordo com as determinações das autoridades sanitárias locais. É possível realizar a notificação *on-line* no endereço:

https://notifica.saude.gov.br/onboard, após a criação de conta pelo profissional de saúde (necessário número do CNES).
- Realizar testes diagnósticos para a detecção de SARS-CoV-2 e outros patógenos das vias respiratórios sempre que os exames estiverem disponíveis (ver Capítulo 4 para mais detalhes).
- Prescrição de repouso, atestado para afastamento do trabalho por 14 dias se sintomáticos. Anti-inflamatórios não hormonais devem ser evitados.
- Os medicamentos de uso contínuo ambulatorial devem ser mantidos, se possível. Não há evidência do benefício da suspensão de medicamentos como inibidores da enzima conversora de angiotensina (ECA), bloqueadores de receptores da angiotensina e estatinas, e sua retirada pode descompensar as doenças de base.
- O paciente deve manter contato remoto com o sistema de saúde diariamente e informar seu estado. Caso confirme piora do estado clínico, deve ser orientado a procurar uma unidade de saúde ou ser avaliado na própria casa. Existem iniciativas já em andamento que buscam fazer a gestão inteligente desse fluxo a distância pelos órgãos de vigilância. Caso essa conduta não seja possível, o paciente deve ser instruído a reconhecer sinais de piora e retornar à unidade de saúde quando os identificar.

Durante o isolamento social e a recuperação em casa, o paciente deve se manter em ambiente bem ventilado. Caso não seja possível permanecer sozinho, as demais pessoas da casa também devem ser orientadas em relação a sintomas e cuidados de isolamento a serem tomados. A limpeza do ambiente em que o paciente estiver isolado deve ser feita diariamente, assim como a lavagem das roupas. A abordagem é detalhada no Capítulo 7.

Cabe recordar que o quadro clínico da COVID-19 é, na maioria das vezes, idêntico ao de outras viroses respiratórias. Entre essas doenças, a influenza é a única que conta com tratamento medicamentoso específico. O oseltamivir e o zanamivir são inibidores da neuraminidase com ação antiviral direta contra o vírus influenza, e o primeiro é fornecido pelo SUS. O Ministério da Saúde recomenda o uso do oseltamivir para o tratamento empírico de influenza em quadros de SRAG ou de síndrome gripal com fatores de risco para a complicação da doença em até 72 horas de início dos sintomas[2]. Apesar de a maioria ter indicação de internação, o médico pode se deparar com casos mais leves, que podem ser manejados remotamente. A dosagem de oseltamivir em diferentes situações é apresentada no Quadro 1. As situações de risco de progressão para complicações da influenza são listadas no Quadro 2.

▷ **Quadro 1** Dosagem de oseltamivir para o tratamento empírico de influenza[2]

Adultos	
Dose-padrão (*clearance* de creatinina > 60 mL/min)	75 mg, 12/12 h, por 5 dias
Clearance de creatinina > 30-60 mL/min	30 mg, 12/12 h, por 5 dias
Clearance de creatinina >10-30 mL/min	30 mg, 1 x/dia, por 5 dias
Clearance de creatinina ≤ 10 mL/min em hemodiálise	30 mg após cada sessão por 3 sessões
Clearance de creatinina ≤ 10 mL/min em diálise peritoneal contínua ambulatorial	Dose única de 30 mg imediatamente após a troca da diálise
Crianças a partir de 1 ano de idade	
> 40 kg	75 mg, 12/12 h, por 5 dias
> 23-40 kg	60 mg, 12/12 h, por 5 dias
> 15-23 kg	45 mg, 12/12 h, por 5 dias
≤ 15 kg	30 mg, 12/12 h, por 5 dias
Crianças abaixo de 1 ano de idade	
9 a 11 meses	3,5 mg/kg/dose, 12/12 h, por 5 dias
0 a 8 meses	3 mg/kg/dose, 12/12 h, por 5 dias
RN > 40 semanas de idade gestacional	3 mg/kg/dose, 12/12 h, por 5 dias
RN de 38 a 40 semanas de idade gestacional	1,5 mg/kg/dose, 12/12 h, por 5 dias
RN até 37 semanas de idade gestacional	1 mg/kg/dose, 12/12 h, por 5 dias

Observação: o oseltamivir está disponível no SUS em cápsulas de 30 mg, 45 mg e 75 mg, que podem ser abertas e o conteúdo diluído em água para formar solução de 10 mg/mL.

▷ **Quadro 2** Indivíduos considerados com condições de risco para complicações da influenza[2]

- Gestantes em qualquer período
- Puérperas até duas semanas depois do parto (incluindo as que tiveram aborto ou perda fetal)
- Adultos ≥ 60 anos
- Crianças menores de 5 anos (especialmente se menor de 6 meses)
- População indígena aldeada
- Uso prolongado de ácido acetilsalicílico (risco de síndrome de Reye)
- Cardiopatas (excluindo hipertensão arterial sistêmica não complicada)
- Pneumopatas (incluindo asma)
- Nefropatas
- Hepatopatas
- Pessoas com doenças hematológicas (incluindo anemia falciforme)
- Pessoas com doenças metabólicas, incluindo diabetes
- Pacientes com tuberculose de todas as formas

(continua)

▷ **Quadro 2** Indivíduos considerados com condições de risco para complicações da influenza[2] *(continuação)*

• IMC ≥ 40 kg/m²
• Pessoas que vivem com HIV com CD4 < 200 células/ mm³
• Transplantados
• Pessoas com neoplasias, especialmente se estiverem em quimioterapia
• Usuários de drogas imunossupressoras (incluindo prednisona > 20 mg/dia por mais de 14 dias)
• Pessoas com transtornos neurológicos e do desenvolvimento que possam comprometer a função respiratória ou aumentar o risco de aspiração (disfunção cognitiva, lesão medular, epilepsia não controlada, paralisia cerebral, síndrome de Down, acidente vascular encefálico ou doenças neuromusculares)

HIV: vírus da imunodeficiência humana; IMC: índice de massa corporal.

▶ INTERNAÇÃO

Devem ser hospitalizados todos os casos suspeitos de COVID-19 que apresentem[3]:

- Pneumonia com sinais de gravidade.
- SRAG, independentemente da história epidemiológica.
- Sepse.
- Descompensação de doenças de base.

Devem-se identificar prontamente os sinais de gravidade dos casos de pneumonia, como cianose, sinais de esforço respiratório (batimento da asa do nariz, uso de musculatura intercostal, respiração subcostal), saturação periférica de O_2 inferior a 95% em ar ambiente, hipotensão, alteração do estado mental e taquipneia (> 24 irpm em adultos). Em crianças, outros sinais devem ser considerados de alerta, como a incapacidade de ingerir leite materno ou outros alimentos, e deve-se considerar a taquipneia compatível com a idade (até 2 meses: ≥ 60 irpm; 2 a 11 meses: ≥ 50 irpm; 1 a 5 anos: ≥ 40 irpm; 5 a 12 anos: ≥ 30 irpm)[3].

É importante lembrar que pacientes imunossuprimidos e pessoas que fazem uso continuado de drogas antitérmicas podem não apresentar febre. Comunicantes de casos confirmados podem apresentar-se em fase muito inicial da doença, também ainda sem febre[3]. A Figura 1 apresenta um fluxograma de guia para internação.

Identificada a necessidade de internação, deve-se proceder à notificação do caso. O setor que irá receber o paciente deve ser comunicado e todas as medidas de biossegurança devem ser implementadas, conforme apresentado no

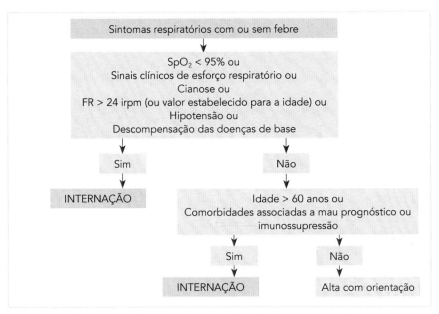

▷ **Figura 1** Proposta de fluxograma para indicação de hospitalização dos casos suspeitos de COVID-19.

Capítulo 6. O cuidado do paciente deve ser integral e envolver toda a equipe de saúde. A propedêutica para diagnóstico etiológico foi descrita no Capítulo 4.

À admissão, recomenda-se avaliação laboratorial, além dos exames para diagnóstico específico, para verificação de parâmetros hematológicos e bioquímicos, assim como a realização de ECG, que devem ser repetidos conforme indicação clínica para avaliação de complicações, como desenvolvimento de disfunção hepática e renal, lesão miocárdica ou choque, com detalhes apresentados no Quadro 3[4].

Cuidados de suporte intensivos devem ser iniciados precocemente, assim que sua necessidade for identificada. Tem-se notado que pacientes com COVID-19 podem apresentar rápida deterioração clínica e evoluir para necessidade de suporte invasivo de oxigênio e internação em unidade de terapia intensiva, como exemplificado na Figura 2. Por esse motivo, recomenda-se monitorização regular de sinais vitais, com o objetivo de identificar precocemente o desenvolvimento de insuficiência respiratória, sepse ou outras complicações.

Caso o paciente tenha sinais clínicos e radiológicos de pneumonia ou evolua para SRAG nos primeiros 3 dias de doença, é recomendado o uso de oseltamivir para tratamento empírico de influenza, nas doses demonstradas no Quadro 1. A duração do tratamento é de 5 dias, e este poderá ser suspenso caso o teste molecular para o diagnóstico de influenza em amostra respiratória esteja disponível a tempo e seja negativo.

▷ **Quadro 3** Avaliação laboratorial dos casos suspeitos de COVID-19 na admissão

Exames recomendados na admissão para avaliação do estado clínico
• Gasometria arterial
• Lactato
• Hemograma
• Glicose, ureia, creatinina
• Sódio, potássio, magnésio, cálcio
• Hepatograma
• LDH
• CPK
• Troponina
• TAP e PTT
• D-dímero
• Proteína C-reativa
• Ferritina
• Eletrocardiograma com medição do intervalo QTc*
• Tomografia de tórax ou outro exame de imagem disponível
Exames recomendados para diagnóstico diferencial ou avaliação de comorbidades específicas
• Fibrinogênio
• NT-proBNP
• Sorologia para hepatites A, B e C
• Sorologia para HIV
• Hemocultura para bactérias comuns
• ß-HCG
• PCR multiplex para patógenos respiratórios

* Caso sejam utilizadas medicações que alarguem o intervalo QTc ou na presença de evidências clínicas de disfunção cardíaca.
CPK: creatinofosfoquinase; HCG: gonadotrofina coriônica humana; HIV: vírus da imunodeficiência humana; LDH: lactato desidrogenase.

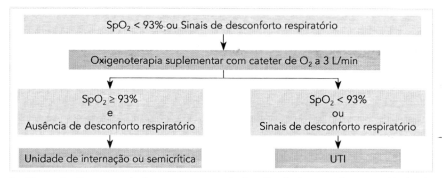

▷ **Figura 2** Proposta de fluxograma para indicação de internação em unidade de terapia intensiva (UTI).

O tratamento para pneumonia bacteriana deve ser instituído de acordo com o protocolo local, caso o paciente apresente sinais de sepse, SRAG ou não seja possível excluir pneumonia bacteriana com exames complementares. O Quadro 4 apresenta propostas de tratamento para pneumonia bacteriana, baseadas no que é mais comumente realizado como rotina no Brasil. A rotina de suspensão de antibióticos ou transição para via oral não difere das boas práticas de uso racional de antimicrobianos já consagradas[5].

Pessoas que vivem com HIV/aids sem o controle adequado, particularmente se CD4 < 200 células/mm³, podem apresentar um quadro indistinguível clinicamente da pneumocistose. Nessa situação, a doença deve ser tratada empiricamente. A droga de escolha é sulfametoxazol-trimetoprim na dose apresentada no Quadro 4. Outros estados de imunossupressão, como transplanta-

▷ **Quadro 4** Esquemas de tratamento de pneumonia bacteriana em pacientes internados no contexto da pandemia de COVID-19[5]

Sem uso recente de antibióticos, sem fator de risco para resistência
Betalactâmico Amoxicilina/clavulanato 500 mg/125 mg, 8/8 h, ou Ampicilina/sulbactam 1,5-3 g, 6/6 h, ou Ceftriaxona 1 a 2 g, 1 x/dia
+ Macrolídeo Azitromicina 500 mg, 1 x/dia
Alergia a betalactâmicos ou macrolídeos
Levofloxacina 750 mg, 1 x/dia, ou
Moxifloxacina 400 mg, 1 x/dia
Com fatores de risco para MRSA
Associar vancomicina 15 mg/kg, 12/12 h, ou linezolida 600 mg, 12/12 h, aos esquemas anteriores ou substituir o betalactâmico-padrão por ceftarolina fosamil 600 mg, 12/12 h
Com fatores de risco para *Pseudomonas aeruginosa*
Betalactâmico Piperacilina/tazobactam 4,5 g, 6/6 h, ou Cefepima 2 g, 8/8 h, ou Ceftazidima 2 g, 8/8 h, ou Meropenem 1 g, 8/8 h
+ Macrolídeo Azitromicina 500 mg, 1 x/dia
Na suspeita de pneumocistose
Sulfametoxazol-trimetoprim com 5 mg/kg de trimetoprim a cada 6 ou 8 horas

Oservação: as doses apresentadas são aplicadas para adultos com função renal normal. Sempre verificar a necessidade de ajuste pelo *clearance* de creatinina. Consulte sempre um infectologista para otimização de doses e adequação da terapia antimicrobiana para pacientes internados com pneumonia ou SRAG.

dos e pessoas com câncer, devem ser avaliados criteriosamente a respeito do tratamento empírico da pneumocistose, preferencialmente com auxílio de um infectologista consultor.

Recomenda-se evitar, sempre que possível, estratégias geradoras de aerossol – nebulizações e ventilação não invasiva[4], por exemplo –, devido ao risco de disseminação da doença com esse tipo de procedimento. A administração de broncodilatadores ou corticoides inalatórios para pacientes usuários crônicos deve ser mantida.

▶ SUPORTE VENTILATÓRIO

Para todos os pacientes com hipoxemia deve ser iniciada oxigenoterapia suplementar com cateter nasal de 3 a 5 L/min de O_2[3,6,7]. A umidificação do oxigênio deve ser evitada. A SpO_2 deve ser mantida entre 93% e 96%. O paciente idealmente deve ser submetido a monitorização contínua, ou pelo menos ser reavaliado a cada 2 horas.

A FiO_2 (fração inspirada de oxigênio) de pessoas ventilando com cateter nasal de baixo fluxo não deve superar 50%, e pode ser calculada em pacientes com suplementação de O_2 por cateter utilizando a seguinte fórmula:

> FiO_2 (%) = 20 + 4xV, em que V é a velocidade do fluxo do cateter

Em casos de dessaturação, apesar do uso de cateter nasal (5 L/min), pode-se optar por máscara com reservatório de oxigênio para obter a melhor oxigenação antes da intubação, a qual pode atingir FiO_2 de 90-100%[7]. O paciente deverá ser mantido com fluxo de oxigênio o mais baixo possível para preservar a SpO_2 maior que 93%.

O uso de escores clínicos, como o NEWS2 exposto no Quadro 5, é recomendado por organizações como a OMS para auxiliar na monitorização e no acompanhamento de pacientes com COVID-19[3,8]. Contudo, se em algum momento ocorrer o aumento das necessidades de suplementação de O_2, independentemente do NEWS2, os critérios para intubação devem ser seguidos.

Caso a unidade disponha de equipe multidisciplinar (médicos, fisioterapeutas e enfermeiros) com experiência em ventilação não invasiva (VNI) e o paciente esteja internado em quarto individual com pressão negativa, pode-se tentar ventilação com máscara conectada a dispositivo HME e circuito duplo do ventilador mecânico da UTI com *software* de ventilação não invasiva e com filtro HEPA no ramo expiratório[7]. A máscara utilizada deve estar totalmente vedada na face, com película protetora para evitar lesões na pele e ajuste visando ao mínimo vazamento de ar para o ambiente. Ajustar parâmetros pressóricos baixos:

5 Tratamento e cuidados intensivos

△ **Quadro 5** Escore NEWS2 (RCPL)[8]

Variável/pontuação	3	2	1	0	1	2	3
Frequência respiratória	≤ 8		9-11	12-20		21-24	≥ 25
sO$_2$ (se o paciente está em ar ambiente ou com O$_2$ suplementar) (%)	≤ 91	92-93	94-95	≥ 96			
sO$_2$ (se o paciente tem insuficiência respiratória com hipercapnia) (%)	≤ 83	84-85	86-87	88-92 ou ≥ 93 em ar ambiente	93-94 com O$_2$	95-96 com O$_2$	≥ 97 com O$_2$
Necessidade de O$_2$ suplementar?		Sim		Não			
Pressão arterial sistólica (mmHg)	≤ 90	91-100	101-110	111-219			≥ 220
Frequência cardíaca (bpm)	≤ 40		41-50	51-90	91-110	111-130	≥ 131
Nível de consciência	Rebaixado			Alerta			
Temperatura (°C)	≤ 35,0		35,1-36,0	36,1-38,0	38,1-39,0	≥ 39,1	

- 0-4: risco baixo; monitorização no mínimo a cada 12 h, se escore = 0, e no mínimo a cada 4-6 h, se entre 1-4.
- 3 em qualquer parâmetro individual: risco baixo/médio; monitorização no mínimo a cada hora; recomenda-se reavaliação médica para determinar necessidade de mudança de frequência na monitorização.
- 5-6: risco médio; monitorização no mínimo a cada hora; recomenda-se reavaliação médica para determinar necessidade de mudança de frequência na monitorização ou de transferência para unidade de cuidados intensivos.
- ≥ 7: risco alto; monitorização contínua; avaliação de transferência para unidade de cuidados intensivos.

até 10 cmH$_2$0 de EPAP e no máximo 10 cmH$_2$0 de delta de IPAP para manter SpO$_2$ acima de 93% e abaixo de 96% com FiO$_2$ ≤ 50% e frequência respiratória < 28 irpm[7]. Os parâmetros devem ser mantidos por, no máximo, uma hora, e, caso não haja melhora (ou haja piora), a VNI deve ser interrompida e o paciente prontamente intubado e ventilado mecanicamente[7]. O uso de aparelhos de VNI do tipo CPAP ou BIPAP com circuito único, com máscaras com orifícios para vazamento, é contraindicado devido à alta aerossolização gerada no ambiente. As sessões de VNI podem ser intercaladas com períodos de suporte de cateter nasal de baixo fluxo ou máscara reservatório se tolerado pelo paciente. Havendo piora clínica ou não melhora, deve-se indicar a intubação orotraqueal[7].

A ventilação com cateter nasal de alto fluxo (CNAF) pode ser tentada caso estejam disponíveis equipe capacitada e condições de biossegurança, com o paciente internado em quarto individual com pressão negativa. A CNAF deve ser iniciada com fluxo de 40 L/min e titulada ao valor máximo tolerado para manter frequência respiratória < 25 irpm, avaliando o conforto respiratório e o alívio da dispneia[7]. O paciente deve ser orientado a manter a boca fechada o máximo de tempo possível. A seguir, a FiO$_2$ deve ser titulada (iniciar com 60%) para manter uma SpO$_2$ de 93 a 96%. A resposta deve ser verificada em 1 hora por parâmetros objetivos: SpO$_2$: > 92%, FR < 30 irpm, FC = 70 a 100 bpm, PA ≥ 120 mmHg sistólica/ 80 mmHg diastólica), o que permite diminuir gradativamente FiO$_2$ até 30%, mantendo SpO$_2$ entre 93 a 97% por pelo menos 24 horas. A não melhora após 1 hora é indicação de intubação, que deverá ser realizada com sequência rápida[7]. Caso haja melhora clínica após 24 horas do início da terapia, deve-se iniciar o desmame do fluxo (redução de 5 L/min a cada 6 horas), conforme tolerância, mantendo FR < 25 irpm. Se o fluxo for reduzido a < 15 L/min, instalar cateter nasal de O$_2$ com fluxo necessário para manter sO$_2$ entre 93 e 96%[7].

A adoção de posição prona em ventilação espontânea em pacientes hipoxêmicos após otimização de oxigenoterapia (cateter nasal ou máscara-reservatório) não apresenta evidências para sua recomendação rotineira. Entretanto, essa estratégia pode ser adotada após a avaliação caso a caso dado seu potencial de melhora da oxigenação. Caso adotada, o paciente deve ser rigorosamente monitorizado e intubado se não houver melhora significativa ou piora clínica[7].

Na maioria dos casos, não é a falha das medidas de VNI que indica a intubação, pois se espera que esses procedimentos sejam realizados apenas em uma minoria selecionada de casos. Está indicada a intubação orotraqueal precoce nos pacientes que desenvolvem insuficiência respiratória apesar da suplementação de oxigênio (cateter nasal com fluxo de até 5 L/min, na presença de um dos sinais a seguir[3]:

- SpO$_2$ < 93%.
- Frequência respiratória > 28 irpm.

- $PaCO_2 > 50$ mmHg.
- pH < 7,25.

Para a realização da intubação orotraqueal, os profissionais que participarão diretamente do procedimento devem estar adequadamente paramentados, com EPI indicados para precaução por aerossóis e contato. A intubação deve ser realizada pelo profissional mais experiente, dando-se preferência à videolaringoscopia (se disponível), com o objetivo de proteger os profissionais de saúde e aumentar as chances de sucesso de intubação na primeira tentativa[3,6]. Se não houver disponibilidade desse recurso, deve-se realizar o procedimento com laringoscópio convencional, com uso de EPI conforme apresentado no Capítulo 6.

Na sedação para o procedimento, recomenda-se utilizar sequência rápida, com uso de bloqueadores neuromusculares para evitar tosse[3,9]. Deve-se evitar a ventilação assistida com bolsa-válvula-máscara (AMBU) ou o uso de dispositivos supraglóticos, pelo risco de aerossolização[3,9]. Uma estratégia para pré-oxigenação é o uso de máscara com reservatório de oxigênio com o menor fluxo necessário para manter oxigenação efetiva ($sO_2 > 93\%$). O Quadro 6 apresenta as medicações sugeridas para indução, sedação e bloqueio neuromuscular pela Associação de Medicina Intensiva Brasileira[7]. Durante o procedimento, é importante ter vasopressores e cristaloides à disposição, pelo risco de hipotensão após a intubação. Todos os materiais relacionados às punções venosa e arterial deverão ser preparados antes do início da intubação traqueal[7].

Após intubação, o paciente deve ser conectado ao ventilador, preferencialmente dotado de filtro apropriado na saída do circuito expiratório para o ambiente. Sempre que possível, deve-se utilizar sistema de aspiração fechado, o qual deve ser conectado imediatamente após a intubação, no momento de conexão do paciente ao ventilador. Caso haja capnografia na unidade, deve-se

▷ **Quadro 6** Drogas utilizadas para sequência rápida de intubação e doses sugeridas pela Associação de Medicina Intensiva Brasileira (AMIB)[7]

Etapa	Opção de droga
Pré-medicação	Lidocaína 1,5 mg/kg
Indução	Cetamina 1,5-2 mg/kg
	Fentanil 1-2 mcg/kg + Etomidato 0,3 mg/kg em 30-60 segundos e 3 minutos após infusão do fentanil
Bloqueio neuromuscular	Rocurônio 1,2 mg/kg
	Succinilcolina 1 mg/kg
Sedação pós-intubação	Midazolam e fentanil em dose titulada

conectar o paciente ao ventilador imediatamente após a insuflação do balonete[7]. A pressão do *cuff* deve permanecer entre 20-30 cmH$_2$O ou 25-35 mmHg para que não ocorra vazamentos e disseminação de aerossóis.

Em relação à estratégia de ventilação mecânica, preconiza-se ventilação protetora com uso de modos controlados a pressão ou a volume (PCV ou VCV), objetivando[7,10]:

- Volume corrente de 6 mL/kg de peso.
- Pressão de platô < 30 cmH$_2$O.
- Pressão de distensão (= pressão de platô menos a PEEP) < 15 cmH$_2$O.
- Frequência respiratória entre 20 e 35 irpm.
- Alvo de manter pCO$_2$ entre 35 e 50 mmHg.

A pressão expiratória final positiva (PEEP) ideal ainda não está definida. Recomenda-se ajustar para o menor valor possível capaz de manter uma sO$_2$ entre 90 e 95%, com FiO$_2$ < 60%[6,7]. Se houver necessidade de FiO$_2$ > 60%, é necessário utilizar a tabela PEEP/FiO$_2$ preconizada por *The Acute Respiratory Distress Network* (ARDSNet) para PEEP baixa, de acordo com o Quadro 7[6,7]. Não se recomenda mais o uso de PEEP elevada, pois a experiência adquirida até o momento demonstra hiperinsuflação pulmonar e pior evolução clínica com essa estratégia[7]. Os pacientes que evoluem com complacência estática normal podem ser ventilados com volumes maiores, de até 8 mL/kg de peso predito[7].

▷ **Quadro 7** PEEP versus FiO$_2$ para encontro da melhor PEEP

FiO$_2$	0,3	0,4	0,4	0,5	0,5	0,6	0,7	0,7	0,7	0,8	0,9	0,9	0,9	1,0
PEEP	5	5	8	8	10	10	10	12	14	14	14	16	18	18-24

Adaptado de: Ventilation with lower tidal volumes as compared with traditionaltidal volumes for acute lung injury and the acute respiratory distress syndrome. The Acute Respiratory Distress Syndrome Network. N Engl J Med. 2000;342(18):1301-8.
FiO$_2$: fração inspirada de oxigênio; PEEP: pressão expiratória final positiva.

Nos casos em que todos os parâmetros estiverem de acordo com o preconizado e houver manutenção da relação PaO$_2$/FiO$_2$ < 150, sugere-se uso de ventilação em posição prona por período de no mínimo 16 horas[3,6,7]. Para realização do procedimento, o paciente deve estar adequadamente sedado e, se necessário, curarizado. Se o paciente não permanecer com relação PaO$_2$/FiO$_2$ > 150 após ser retornado para posição supina, pode-se colocá-lo novamente em posição prona[6,7]. Recomenda-se que esse procedimento seja realizado por equipe especializada.

Em adultos com COVID-19 ventilados mecanicamente não há evidências que justifiquem o uso rotineiro de óxido nítrico inalado, mas algumas diretrizes consideram seu uso a 5-20 ppm[6,9].

Caso ocorra piora da oxigenação, a hipótese de tromboembolismo pulmonar deve ser considerada e investigada de acordo com os protocolos consagrados[7].

Para casos de hipoxemia refratária com PaO_2/FiO_2 < 80 por 3 horas ou < 100 por 6 horas, indica-se, sempre que disponível, a oxigenação por membrana extracorpórea (ECMO)[6,7,9].

O processo de retirada da ventilação invasiva segue os mesmos passos e critérios dos pacientes com insuficiência respiratória grave[7]. Havendo melhora clínica que permita uma superficialização da sedação, deve-se realizar um Teste de Respiração Espontânea (TRE) se[7]:

- Oxigenação e ventilação satisfatórias com FIO_2 < 40% e PaO_2 > 70-80 mmHg com PEEP < 8 cmH_2O.
- pH > 7,34.
- Capacidade de disparar o ventilador em modo de ventilação com pressão de suporte sem uso de bloqueadores neuromusculares e, de preferência, sem sedação IV contínua.
- Estabilidade hemodinâmica.
- Escala de coma de Glasgow > 8.

Caso o paciente tenha sucesso no TRE, deverá ser extubado ou desconectado do ventilador e colocado em oxigenoterapia com cateter nasal de O_2 a no máximo 5 L/min até não ser mais necessário[7].

▶ SUPORTE HEMODINÂMICO

Todos os pacientes devem receber hidratação venosa na admissão. Esta, porém, deve ser parcimoniosa. Não há consenso na literatura a respeito de volumes ideais de reposição. Recomenda-se que seja seguida a avaliação clínica, evitando a hiper-hidratação. O balanço hídrico deve ser mantido negativo (-0,5 a -1,0 L/dia) na ausência de choque[6].

A prevalência de choque em pacientes adultos com COVID-19 é altamente variável (de 1% a 35%), dependendo da série estudada[6]. Em adultos com COVID-19 e choque, a Sociedade Europeia de Medicina Intensiva recomenda o uso de parâmetros dinâmicos de temperatura da pele, tempo de reabastecimento capilar e medição de lactato sérico na avaliação da resposta à reposição volêmica[6].

A mesma sociedade recomenda as seguintes medidas em caso de necessidade de ressuscitação volêmica[6]:

- Assumir estratégia conservadora de hidratação em detrimento de uma estratégia liberal.
- A pressão arterial média deve atingir um alvo de 60 a 65 mmHg, em vez de alvos mais altos.
- Preferir o uso de cristaloides ao de coloides, gelatinas e outros expansores plasmáticos.
- Não utilizar albumina para a ressuscitação inicial rotineira.
- Utilizar noradrenalina como agente vasoativo de primeira linha, em detrimento de outros agentes.
- Se a noradrenalina não estiver disponível, utilizar vasopressina ou adrenalina como agente vasoativo.
- Não utilizar dopamina se a noradrenalina estiver disponível.
- Adicionar vasopressina como agente de segunda linha se a pressão arterial média-alvo (PAM) não puder ser alcançada apenas com noradrenalina.
- Se houver evidência de disfunção cardíaca apesar da ressuscitação hídrica e da noradrenalina, adicionar dobutamina, aumentando a dose de noradrenalina.
- Caso ocorra choque refratário, utilizar corticoterapia em baixa dose, como hidrocortisona intravenosa 200 mg por dia.

▶ TERAPIA FARMACOLÓGICA ESPECÍFICA

Ainda não há terapia medicamentosa específica para SARS-CoV-2. Tratamento empírico para pneumonia bacteriana e influenza deve ser considerado em pacientes graves com SRAG e/ou sepse, conforme descrito previamente. Diversas medicações vêm sendo estudadas como possíveis terapias, mas, até o momento, nenhuma mostrou benefício comprovado, e seu uso só está recomendado no contexto de ensaios clínicos.

Até julho de 2020, mais de 1.400 ensaios clínicos testando medicações para ação contra SARS-CoV-2 estavam registrados na plataforma ClinicalTrials.gov e na plataforma da OMS, o que denota esforço formidável da comunidade científica.

A posição da Sociedade Brasileira de Infectologia é de que é compreensível que pacientes com formas graves da doença, incluindo aqueles em ventilação mecânica, recebam tratamento compassivo de medicamentos ainda em fase de pesquisa, preferencialmente com avaliação dos infectologistas e intensivistas envolvidos nessa assistência[11]. Tal uso deve ser feito de acordo com protocolo da instituição e devidamente discutido com o paciente, sua família e/ou seu representante legal, e aplicando o Termo de Consentimento Livre e Esclarecido (TCLE).

Em julho de 2020, as Sociedades Brasileiras de Infectologia e de Pneumologia e Tisiologia, em conjunto com a Associação de Medicina Intensiva Brasileira, publicaram diretrizes para o tratamento farmacológico da COVID-19, versando sobre medicações disponíveis no Brasil e que apresentavam potencial ação contra SARS-CoV-2, a saber: aminoquinolinas, aminoquinolinas associadas à azitormicina, oseltamivir, lopinavor/ritonavir, glicocorticoides e tocilizumabe[12]. Após revisão da literatura, as sociedades estabeleceram um consenso em que não recomendam o uso rotineiro de nenhuma dessas medicações pela ausência de evidência de benefício[12].

Análise preliminar dos resultados do estudo britânico RECOVERY mostrou benefício com o uso de doses baixas de dexametasona (6 mg, VO ou IV, 1 x/dia, por 10 dias), com redução de mortalidade em 1/3 dos pacientes avaliados que estavam em ventilação mecânica e 1/5 dos que estavam em oxigenoterapia não invasiva. Não houve diferença nos pacientes que não necessitaram de suporte ventilatório. Baseados nesses resultados, o tratamento com dexametasona reduziria 1 morte a cada 8 pacientes em ventilação mecânica ou a cada 25 pacientes necessitando de suplementação de oxigênio[13]. Tais resultados não foram incorporados na pesquisa que baseou as recomendações do consenso brasileiro.

O Apêndice I do presente capítulo apresenta as onze recomendações da SBI.

▶ CUIDADOS COM A HEMOSTASIA

O tratamento de fenômenos tromboembólicos venosos não difere dos protocolos consagrados. Todavia, dado o risco aumentado de fenômenos trombóticos, todos os pacientes com COVID-19 confirmados ou suspeitos admitidos no hospital devem ser tratados com profilaxia farmacológica de tromboembolismo venoso (PFTV), a menos que haja contraindicações[12]. No entanto, é importante sinalizar que os protocolos utilizados variam muito de centro para centro e que há poucos estudos publicados que tratam de avaliar diferentes estratégias de PFTV.

Muitos centros aumentaram a dose de anticoagulação para profilaxia para doses intermediárias empíricas, como 0,5 mg/kg duas vezes ao dia de enoxaparina, usando uma estratégia adaptada ao risco com doses aumentadas com base nos níveis de D-dímero ou outros fatores associados ao aumento do risco. Em pacientes obesos, admite-se o uso de doses até 40 mg, 12/12 horas, de enoxaparina ou 7.500 unidades de heparina não fracionada três vezes ao dia[12,13]. A enoxaparina necessita de ajuste pela função renal.

Tem sido consenso de que o uso de enoxaparina ou heparina não fracionada profilática em pacientes com dosagem plasmática de D-dímero acima de 6 vezes o limite superior da normalidade resulta em menor mortalidade[12]. Ainda há dados escassos a respeito do uso de técnicas tromboelastográficas ou tromboelastométricas no manejo da coagulopatias associada à COVID-19.

No caso da ocorrência de plaquetopenia durante PFTV, ela deverá ser suspensa[4]. Não há evidências de que a troca de medicamentos anticoagulantes de uso crônico para outras indicações por heparina oferece algum benefício. Considera-se prudente manter essas medicações e não associar heparina não fracionada ou de baixo peso molecular.

Após a alta hospitalar, parece razoável empregar estratificação de risco individualizada para estimativa de risco trombótico e hemorrágico e considerar o emprego da PFTV por até 45 dias para pacientes com risco elevado de trombose.

Sangramentos clinicamente evidentes são considerados incomuns em pacientes com COVID-19. Os principais pilares da transfusão de produtos sanguíneos são os seguintes: concentrado de plaquetas para manter a contagem de plaquetas superior a 50.000/µL em pacientes com sangramento ativo ou superior a 20.000/µL naqueles com alto risco de sangramento ou exigindo procedimentos invasivos. O uso de outros hemoderivados, como plasma fresco e crioprecipitado, deve ser discutido com cautela e, na maioria dos centros, não difere dos protocolos normais para pacientes com sepse e coagulação intravascular disseminada[14].

▶ OUTRAS MEDIDAS

Não há indicação de dieta específica[3]. Ela deve ser avaliada por médico e nutricionista. Não há recomendação de controle diferenciado da glicemia[3].

Sugere-se avaliar de acordo com a aceitação da dieta e eventual necessidade de terapia hipoglicemiante decorrente de diabetes pré-existente.

A prescrição de inibidores de bomba de prótons como profilaxia de úlcera de mucosa deve seguir as indicações usuais.

As comorbidades do paciente devem ser reavaliadas e seu tratamento reconciliado de acordo com a evolução do quadro clínico. Não há suporte na literatura para que sejam suspensas medicações como inibidores da ECA e bloqueadores de receptores da angiotensina pela simples hipótese de COVID-19, sem outra condição clínica que justifique a medida[3,4].

A prescrição de AINE deve ser evitada e o controle da febre deve ser realizado com antipiréticos comuns[3].

A higiene oral deve seguir os protocolos institucionais, com preferência por escovação com sucção.

Complicações como arritmias, injúria aguda do miocárdio, insuficiência renal aguda, insuficiência hepática e tromboembolismo pulmonar vêm sendo descritas no contexto de pacientes críticos. O paciente deve, portanto, permanecer em monitorização contínua e avaliação regular para o desenvolvimento dessas complicações, com tratamento precoce quando identificadas.

Não há evidências na literatura que indiquem que, em caso de necessidade de hemodiálise, procedimentos diferenciados devam ser adotados. Os cuidados de biossegurança são expostos no Capítulo 6.

Terapias de purificação sanguínea extracorpórea para a diminuição da circulação de citocinas ainda são consideradas condutas experimentais.

O suporte psicológico é um desafio no contexto da pandemia de COVID-19. São necessárias diretrizes específicas sobre a humanização do cuidado. As incertezas, o isolamento e as restrições impostas fomentam a urgência do desenvolvimento de estratégias para aliviar o sofrimento de pacientes, familiares e da própria equipe de saúde.

Por se tratar de uma doença emergente cujos casos graves permanecem internados por longo tempo, dados consistentes sobre reabilitação e manejo de sequelas crônicas são esperados num futuro próximo a esta publicação. Aguardam-se evidências que mostrem alteração do curso da doença com a fisioterapia respiratória convencional e motora.

▶ PROFILAXIA

As medidas profiláticas comprovadas contra a COVID-19 são todas não farmacológicas (ver aprofundamento do assunto nos Capítulos 6 e 7).

A Sociedade Brasileira de Infectologia desaconselha, até o momento em que este texto foi concebido, o uso de medicamentos profiláticos e a realização de pesquisas clínicas nesse sentido[11].

A busca por uma vacina contra o SARS-CoV-2 é motivo de trabalho intenso de vários grupos de pesquisa. Até 14 de julho de 2020, havia mais de 150 vacinas sendo testadas, segundo a OMS[18]. Dessas, havia 23 já em fase de avaliação clínica, com participação do Brasil em duas. Essas iniciativas mais avançadas são expostas no Apêndice II do presente capítulo.

▶ REFERÊNCIAS BIBLIOGRÁFICAS

1. World Health Organization. Home care for patients with COVID-19 presenting with mild symptoms and management of their contacts. Disponível em: https://www.who.int/publications-detail/home-care-for-patients-with-suspected-novel-coronavirus-(ncov)-infection-presenting-with-mild-symptoms-and-management-of-contacts.

2. Brasil. Ministério da Saúde. Secretaria de Vigilância em Saúde. Departamento de Vigilância das Doenças Transmissíveis. Protocolo de tratamento de influenza [Internet]. Brasília/DF: Ministério da Saúde. Disponível em: <http://bvsms.saude.gov.br/publicacoes/protocolo_tratamento_influen-za_2017.
3. World Health Organization. Clinical management of severe acute respiratory infection when COVID-19 is suspected [Internet]. Disponível em: https://www.who.int/publications-detail/clinical--management-of-severe-acute-respiratory-infection-when-novel-coronavirus-(ncov)-infection--is-suspected.
4. Massachusetts General Hospital. Massachusetts General Hospital COVID-19 Treatment Guidance [Internet]. 2020. Disponível em: https://www.massgeneral.org/news/coronavirus/treatment-guidance/inpatient-care-recommendations.
5. Metlay JP, Waterer GW, Long AC, Anzueto A, Brozek J, Crothers K, et al. Diagnosis and treatment of adults with community-acquired pneumonia. An official clinical practice guideline of the American Thoracic Society and Infectious Diseases Society of America. Am J Respir Crit Care Med. 2019;200(7):e45-67.
6. Alhazzani W, Møller MH, Arabi YM, Loeb M, Gong MN, Fan E, et al. Surviving sepsis campaign: guidelines on the management of critically ill adults with Coronavirus Disease 2019 (COVID-19). Intensive Care Med. 2020;46(5):854-87.
7. Associação de Medicina Intensiva Brasileira. Orientações sobre o manuseio do paciente com pneumonia e insuficiência respiratória devido a infecção pelo coronavírus (SARS-CoV-2). Versão n. 06/2020. Disponível em: https://www.amib.org.br/fileadmin/user_upload/amib/2020/abril/24/Orientac__o__es_para_o_Manuseio_do_paciente_com_coronavirus_-V6_Junho_2020.pdf.
8. Royal College of Physicians. National Early Warning Score (NEWS) 2: Standardising the assessment of acute-illness severity in the NHS. [Internet.] London; 2017. Disponível em: https://www.rcplondon.ac.uk/projects/outputs/national-early-warning-score-news-2.
9. Matthay MA, Aldrich JM, Gotts JE. Treatment for severe acute respiratory distress syndrome from COVID-19. Lancet Respir Med. 2020;8(5):433-4.
10. The Acute Respiratory Distress Syndrome Network. Ventilation with lower tidal volumes as compared with traditional tidal volumes for acute lung injury and the acute respiratory distress syndrome. N Engl J Med. 2000;342(18):1301-8.
11. Sociedade Brasileira de Infectologia. Informe da Sociedade Brasileira de Infectologia sobre o novo coronavírus n. 12: recomendações sobre tratamento farmacológico para COVID-19. 2020. Disponível em: https://www.infectologia.org.br/admin/zcloud/125/2020/04/fdd6cc0cc5dbc295ee-596649b21793e2ee30c2ecb3c0a8798f6934b93e2a9568.pdf.
12. Falavigna M, Colpani V, Stein C, Azevedo LCP, Bagattini AM, Brito GV, et al. Diretrizes para o tratamento farmacológico da COVID-19. Consenso da Associação de Medicina Intensiva Brasileira, da Sociedade Brasileira de Infectologia e da Sociedade Brasileira de Pneumologia e Tisiologia. Rev Bras Ter Intensiva. 2020;32(2):166-96.
13. University of Oxford. RECOVERY. Statement from the Chief Investigators: low-cost dexamethasone reduces death by up to one third in hospitalised patients with severe respiratory complications of COVID-19. Disponível em: https://www.recoverytrial.net/results.
14. Brasil. Ministério da Saúde. Orientações do Ministério da Saúde para manuseio medicamentoso precoce de pacientes com diagnóstico da COVID-19. Disponível em: https://saude.gov.br/images/pdf/2020/June/18/COVID-FINAL-16JUNHO-LIvreto-1-V3.pdf.
15. Connors JM, Levy JH. COVID-19 and its implications for thrombosis and anticoagulation. Blood. 2020;135(23):2033-40.
16. Baron DM, Franchini M, Goobie SM, Javidroozi M, Klein AA, Lasocki S, et al. Patient blood management during the COVID-19 pandemic: a narrative review. Anaesthesia. 2020.
17. Bikdeli B, Madhavan MV, Jimenez D, Chuich T, Dreyfus I, Driggin E, et al. COVID-19 and Thrombotic or Thromboembolic Disease: Implications for Prevention, Antithrombotic Therapy, and Follow-up. J Am Coll Cardiol. 2020;75(23).
18. Thanh Le T, Andreadakis Z, Kumar A, Gomez Roman R, Tollefsen S, Saville M, et al. The COVID-19 vaccine development landscape. Nat Rev Drug Discov. 2020;d41573-020-00073-5.

▶ APÊNDICE

▷ **Apêndice I** Recomendações das diretrizes da SBI para o tratamento farmacológico da COVID-19[12]

Recomendação 1	Sugerimos não utilizar hidroxicloroquina ou cloroquina rotineiramente no tratamento da COVID-19 (recomendação fraca, nível de evidência baixo)
Recomendação 2	Sugerimos não utilizar a combinação de hidroxicloroquina ou cloroquina e azitromicina rotineiramente no tratamento da COVID-19 (recomendação fraca, nível de evidência muito baixo)
Recomendação 3	Recomendamos não utilizar oseltamivir no tratamento da COVID-19 em pacientes sem suspeita de infecção por influenza (recomendação forte, nível de evidência muito baixo)
Recomendação 4	Sugerimos utilizar tratamento empírico com oseltamivir na suspeita de síndrome respiratória aguda grave ou em síndrome gripal com fatores de risco para complicações, na qual não se possa descartar o diagnóstico de influenza (recomendação fraca, nível de evidência muito baixo)
Recomendação 5	Sugerimos não utilizar lopinavir/ritonavir rotineiramente no tratamento de COVID-19 (recomendação fraca, nível de evidência baixo)
Recomendação 6	Sugerimos não utilizar glicocorticoides rotineiramente em pacientes com COVID-19 (recomendação fraca, nível de evidência muito baixo)
Recomendação 7	Sugerimos não utilizar tocilizumabe rotineiramente no tratamento da COVID-19 (recomendação fraca, nível de evidência muito baixo)
Recomendação 8	Recomendamos utilizar profilaxia para tromboembolismo venoso rotineiramente em pacientes hospitalizados com COVID-19 (recomendação forte, nível de evidência muito baixo)
Recomendação 9	Sugerimos não utilizar heparinas em dose terapêutica rotineiramente no tratamento da COVID-19 (recomendação fraca, nível de evidência muito baixo)
Recomendação 10	Sugerimos não utilizar antibacterianos profiláticos em pacientes com suspeita ou diagnóstico da COVID-19 (recomendação fraca, nível de evidência muito baixo)
Recomendação 11	Recomendamos utilizar antibacterianos em pacientes com COVID-19 com suspeita de infecção bacteriana (recomendação não graduada)

Fonte: SBI.

▷ **Apêndice II** Vacinas candidatas contra a COVID-19 em fase clínica 2 ou 3 de investigação em 14 de julho de 2020

Plataforma	Desenvolvedor	Estágio regulatório	Registro
Vetor viral não replicativo (ChAdOx1)	University of Oxford/ Astra Zeneca	Fase 3	ISRCTN89951424
		Fase 2b/3	2020-001228-32
Inativada adjuvantada	Sinovac	Fase 3	NCT04456595
		Fase 1/2	NCT04383574 NCT04352608
Vetor viral não replicativo (adenovírus tipo 5)	CanSino Biological Inc./Beijing Institute of Biotechnology	Fase 2	ChiCTR2000031781
RNAm	Moderna/NIAID	Fase 2	NCT04405076
RNAm	BioNTech/Fosun Pharma/Pfizer	Fase 1/2	2020-001038-36 NCT04368728
DNA	Inovio Pharmaceuticals/ International Vaccine Institute	Fase 1/2	NCT04447781 NCT04336410
DNA	Osaka University/ AnGes/ Takara Bio	Fase 1/2	NCT04463472
Inativada	Wuhan Institute of Biological Products/ Sinopharm	Fase 1/2	ChiCTR2000031809
Inativada	Beijing Institute of Biological Products/ Sinopharm	Fase 1/2	ChiCTR2000032459
Inativada	Bharat Biotech	Fase 1/2	CTRI/2020/07/026300
Subunidade proteica	Novavax	Fase 1/2	NCT04368988

Em fase clínica 1, havia 13 vacinas candidatas. Em fase pré-clínica, havia 140 vacinas candidatas registradas.

Fonte: OMS.

6

Cuidados de biossegurança

Alberto dos Santos de Lemos
Isabel Cristina Melo Mendes
Luiz Felipe de Abreu Guimarães

▶ INTRODUÇÃO

Os profissionais de saúde estão na linha de frente da batalha contra a COVID-19. Inúmeros se infectaram ao atender e tratar pacientes infectados e doentes, com alguns casos evoluindo a óbito. Profissionais de saúde também podem transmitir a doença para outros pacientes hospitalizados, outros profissionais de saúde dentro do ambiente hospitalar e servir como vetores para a comunidade. As medidas de biossegurança envolvendo a utilização de equipamentos de proteção individual (EPI), a aplicação de procedimentos administrativos e de trabalho específicos para controle da transmissão e a infraestrutura hospitalar adequada para lidar com infecções respiratórias são, portanto, fundamentais.

O papel da transmissão de gotículas, fômites e aerossóis para o SARS-CoV-2, a proteção oferecida pelos diferentes EPI e a transmissibilidade do vírus em diferentes estágios da doença permanecem incertos. Na presença de transmissão generalizada da comunidade e sobrecarga dos serviços de saúde, o uso racional dos EPI é crucial, e a higienização das mãos deve ser exaustivamente relembrada e praticada.

Os autores agradecem às Comissões de Controle de Infecção Hospitalar (CCIH) do Instituto Nacional de Infectologia Evandro Chagas e do Hospital Universitário Clementino Fraga Filho pelo direcionamento a normas técnicas fundamentais.

▶ MEDIDAS ADMINISTRATIVAS

Todas as instituições de saúde devem elaborar, divulgar e garantir o cumprimento de um plano de contingência que envolva[1]:

- Estimar as necessidades de leitos de pacientes, suporte respiratório, EPI, equipe de profissionais e recursos diagnósticos e terapêuticos.
- Garantir que o diagnóstico virológico ocorra em tempo hábil, para posterior gestão de casos confirmados de excluídos.
- Definir estratégia para teste, gerenciamento e acompanhamento de profissionais de saúde com sintomas respiratórios.
- Garantir que todos os funcionários com sintomas compatíveis com COVID-19 parem de trabalhar e permaneçam em isolamento social, devendo ser priorizados na política de testes para poder voltar ao trabalho o mais rápido possível, uma vez que estejam recuperados da infecção por SARS-CoV-2.
- Instituir o treinamento dos profissionais para a avaliação diagnóstica segura e o gerenciamento de pacientes com COVID-19; manter disponibilidade de EPI e produtos de higiene das mãos, suporte laboratorial, limpeza e procedimentos adequados de gerenciamento de resíduos.
- Limitar as visitas aos pacientes com COVID-19 ao mínimo absoluto.

A maioria dos procedimentos eletivos, inclusive consultas rotineiras, deve ser adiada. Alternativas de cuidados remotos podem ser úteis, quando possíveis de ser disponibilizadas. A comunicação com os pacientes é fundamental para evitar danos colaterais do funcionamento excepcional dos serviços de saúde.

Os estabelecimentos de saúde devem considerar a implementação de políticas que exijam que todos que entram na instalação usem máscara cirúrgica ou mesmo de pano (se tolerada) enquanto estiverem no prédio, independentemente dos sintomas, e que, se precisarem tocar ou ajustar a cobertura do rosto, devem executar a higiene das mãos imediatamente antes e depois[2]. As máscaras não devem ser colocadas em crianças menores de 2 anos ou pessoas com dificuldade para respirar ou inconscientes ou incapazes de remover a máscara sem assistência[2]. Os pacientes podem remover a máscara quando estão nos quartos, mas devem colocá-la novamente quando saírem[2]. Os pacientes devem ser admitidos idealmente em quarto de isolamento individual, com banheiro privativo, pressão negativa e antecâmara[2]. No contexto em que grande número de casos de COVID-19 precisar de hospitalização, os hospitais devem considerar colocar pacientes confirmados de COVID-19 em ala ou seção separada do hospital com equipe dedicada (coorte). Isso torna possível economizar o uso de EPI, uma vez que os profissionais de saúde podem usar a mesma proteção respiratória enquanto prestam assistência aos pacientes da coorte. Recomenda-se o uso de equipamento médico (p. ex., manguitos de pressão arterial, estetoscópios, oxímetros e termômetros) de modo separado[1].

Não se deve circular pelo serviço de saúde utilizando os EPI. Estes devem ser imediatamente removidos após a saída do quarto, da enfermaria ou da área de isolamento.

O acesso à higienização das mãos – seja com dispensadores de álcool gel ou pias com água, sabão e toalhas descartáveis – deve ser garantido em todos os ambientes com máxima praticidade possível. Da mesma forma, devem ser disponibilizados os EPI.

Os funcionários devem, preferencialmente, usar sapatos exclusivos no trabalho, de forma que sejam deixados no hospital. No final do turno e após a retirada apropriada do EPI, a equipe deve lavar as mãos meticulosamente. Se possível, as instalações do chuveiro devem estar disponíveis para os profissionais tomarem banho antes de sair do trabalho[1].

Profissionais devem ser alertados que equipamentos eletrônicos de uso individual, em especial telefones celulares, devem ser higienizados frequentemente[1].

▶ HIGIENE DAS MÃOS

Pelo potencial de transmissão indireta por contato, a higienização das mãos configura-se importante ferramenta de prevenção, sendo o item principal das precauções-padrão e considerada a medida mais eficaz para prevenir e controlar infecções[3].

A capacidade de higienização das mãos em prevenir infecções está relacionada à redução do número de patógenos viáveis que contaminam transitoriamente as mãos. Tanto o uso de água e sabão quanto o de preparações alcoólicas a 70% são indicados. Enquanto os primeiros removem mecanicamente os agentes microbianos, as preparações alcoólicas inativam vírus, incluindo os geneticamente relacionados e com propriedades físicas semelhantes ao SARS-CoV-2. Em ambiente hospitalar, dá-se preferência pelo uso de preparações alcoólicas[4]. A concentração final da preparação alcoólica a ser utilizada em serviços de saúde para esse fim deve estar entre 60% e 80% no caso de preparações sob a forma líquida e concentração final mínima de 70%, no caso de preparações sob as formas gel, espuma e outras[5].

Além dos cinco momentos clássicos em que se recomenda a higienização das mãos (Figura 1), no contexto da assistência a casos suspeitos e confirmados de COVID-19, especial atenção deve ser dada ao momento de retirada dos EPI. Higienização das mãos deve ser feita entre cada etapa do processo e sempre que o profissional julgar que possa ter ocorrido contaminação.

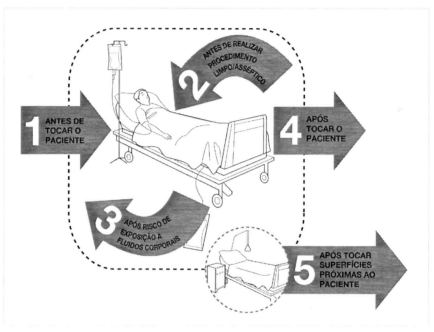

▷ **Figura 1**   Os cinco momentos de higienização das mãos[3].

Para ser efetiva, a higienização deve ser feita com água e sabão por um período de 40 a 60 segundos ou com preparações alcoólicas a 70% por 20 a 30 segundos[6]. Da mesma forma, as mãos e os antebraços devem estar sem adornos e descobertos. Relógios, pulseiras, anéis e alianças devem, portanto, ser retirados, e as mangas dos jalecos devem ser dobradas na altura próxima ao terço superior do antebraço. Locais críticos, como embaixo das unhas e entre os dedos, não devem ser esquecidos. A técnica correta está descrita a seguir e ilustrada na Figura 2.

A técnica da higiene simples das mãos com água e sabonete líquido deve seguir as seguintes etapas:

1. Retirar acessórios (anéis, pulseiras, relógio), uma vez que sob estes objetos acumulam-se microrganismos não removidos com a lavagem das mãos.
2. Abrir a torneira e molhar as mãos, evitando encostá-las na pia.

6 Cuidados de biossegurança   65

Como fazer a fricção das mãos com preparação alcoólica?

FRICCIONE AS MÃOS PARA A HIGIENE DAS MÃOS!
LAVE AS MÃOS QUANDO ELAS ESTIVEREM VISIVELMENTE SUJAS

Duração de todo o procedimento: 20-30 segundos

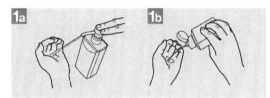

Aplique uma quantidade suficiente do produto em uma mão em concha, cobrindo toda a superfície;

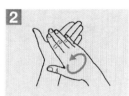

Friccione as palmas das mãos entre si;

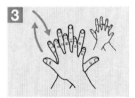

Friccione a palma direita contra o dorso da mão esquerda, entrelaçando os dedos, e vice versa;

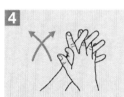

Friccione as palmas entre si com os dedos entrelaçados;

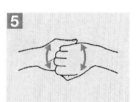

Friccione o dorso dos dedos de uma mão na palma da mão oposta;

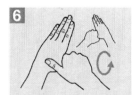

Friccione em movimento circular o polegar esquerdo com auxílio da palma da mão direita e vice-versa;

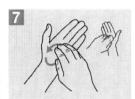

Friccione em movimento circular as polpas digitais e unhas da mão direita contra a palma da mão esquerda e vice versa;

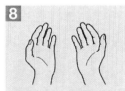

Quando estiverem secas, suas mãos estão seguras.

▷ **Figura 2** Técnica para higiene das mãos com preparações alcoólicas e com água e sabão[5]. *(continua)*

Como higienizar as mãos com água e sabonete?

**LAVE AS MÃOS QUANDO ELAS ESTIVEREM VISIVELMENTE SUJAS!
CASO CONTRÁRIO, FRICCIONE AS MÃOS COM PREPARAÇÃO ALCOÓLICA**

Duração de todo o procedimento: 40-60 segundos

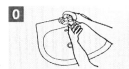

0. Molhe as mãos com água;

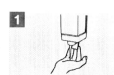

1. Aplique na palma da mão quantidade suficiente de sabonete (líquido ou espuma) para cobrir todas as superfícies das mãos;

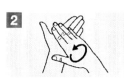

2. Friccione as palmas das mãos entre si;

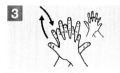

3. Friccione a palma direita contra o dorso da mão esquerda, entrelaçando os dedos, e vice-versa;

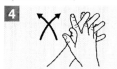

4. Friccione as palmas entre si com os dedos entrelaçados;

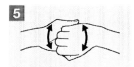

5. Friccione o dorso dos dedos de uma mão na palma da mão oposta;

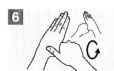

6. Friccione em movimento circular o polegar esquerdo com auxílio da palma da mão direita e vice-versa;

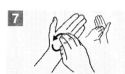

7. Friccione em movimento circular as polpas digitais e unhas da mão direita contra a palma esquerda e vice-versa;

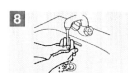

8. Enxágue bem as mãos com água;

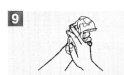

9. Seque rigorosamente as mãos com papel toalha descartável;

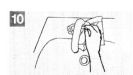

10. No caso de torneira com fechamento manual, use a toalha para fechar a torneira;

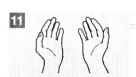

11. Agora, suas mãos estão seguras.

▷ **Figura 2** *(continuação)* Técnica para higiene das mãos com preparações alcoólicas e com água e sabão[5].

3. Aplicar na palma da mão quantidade suficiente de sabonete líquido para cobrir todas as superfícies das mãos (seguir a quantidade recomendada pelo fabricante).
4. Ensaboar as palmas das mãos, friccionando-as entre si.
5. Esfregar a palma da mão direita contra o dorso da mão esquerda, entrelaçando os dedos e vice-versa.
6. Entrelaçar os dedos e friccionar os espaços interdigitais.
7. Esfregar o dorso dos dedos de uma mão com a palma da mão oposta, segurando os dedos, com movimento de vaivém e vice-versa.
8. Esfregar o polegar direito, com o auxílio da palma da mão esquerda, utilizando movimento circular e vice-versa.
9. Friccionar as polpas digitais e unhas da mão esquerda contra a palma da mão direita, fechada em concha, fazendo movimento circular e vice-versa.
10. Enxaguar as mãos, retirando os resíduos de sabonete. Evitar contato direto das mãos ensaboadas com a torneira.
11. Secar as mãos com papel toalha descartável. No caso de torneiras com contato manual para fechamento, sempre utilize papel toalha.

A técnica da higiene simples das mãos com preparações alcoólicas deve seguir as seguintes etapas:

1. Retirar acessórios (p. ex., anéis, pulseiras e relógio), uma vez que sob estes objetos acumulam-se microrganismos não removidos com a lavagem das mãos.
2. Aplicar na palma da mão quantidade suficiente do produto para cobrir todas as superfícies das mãos (seguir a quantidade recomendada pelo fabricante).
3. Friccionar as palmas das mãos entre si.
4. Friccionar a palma da mão direita contra o dorso da mão esquerda entrelaçando os dedos e vice-versa.
5. Friccionar as palmas das mãos entre si com os dedos entrelaçados.
6. Friccionar o dorso dos dedos de uma mão com a palma da mão oposta, segurando os dedos e vice-versa.
7. Friccionar o polegar direito, com o auxílio da palma da mão esquerda, utilizando movimento circular e vice-versa.
8. Friccionar as polpas digitais e as unhas da mão esquerda contra a palma da mão direita, fazendo movimento circular e vice-versa.
9. Friccionar até secar espontaneamente. Não utilizar papel toalha.

▶ EQUIPAMENTOS DE PROTEÇÃO INDIVIDUAL

Máscaras N95 ou PFF-2

Filtram pelo menos 95% de partículas veiculadas pelo ar que possuam pelo menos 0,3 µm de tamanho. Algumas possuem válvulas, que facilitam a respiração, e possuem o mesmo nível de proteção de máscaras N95 sem válvula, mas não devem ser utilizados quando há a necessidade de campo estéril no paciente, pois o ar exalado não é filtrado[7]. Antes de usá-las, o profissional deve verificar se há vedação adequada ao rosto.

Pessoas com maquiagem, barba ou pelos faciais devem retirá-los para utilizar esse EPI corretamente[7]. Máscaras novas devem ser armazenadas em locais livre de sujidades, insetos, umidade, calor ou frio excessivo. Se estiverem sujas, úmidas, rasgadas ou amassadas, ou forem expostas a sangue, secreções respiratórias ou qualquer outro fluido corpóreo de pacientes, devem ser imediatamente descartadas.

Excepcionalmente, em situações de carência de insumos e para atender a demanda da epidemia da COVID-19, a máscara N95 ou equivalente poderá ser reutilizada pelo mesmo profissional, desde que cumpridos os passos obrigatórios para sua retirada sem a contaminação do interior[6].

Com objetivo de minimizar a contaminação da máscara N95 ou equivalente, se houver disponibilidade, pode ser usado um protetor facial. Se a máscara estiver íntegra, limpa e seca, pode ser usada várias vezes durante o mesmo plantão pelo mesmo profissional (até 12 horas ou conforme definido pela CCIH do serviço de saúde)[6].

Máscaras cirúrgicas

Utilizadas como barreira de uso individual que deve cobrir nariz e boca. Recomendada para todos os pacientes com sintomas respiratórios, para diminuir a potencial transmissão de patógenos respiratórios para outras pessoas[8]. Não deve ser reutilizada e deve ser substituída após 4 horas de uso contínuo ou quando estiver muito úmida ou tenha sido contaminada com sangue, secreções respiratórias ou outros fluidos corporais de pacientes[2]. Ao utilizar a máscara cirúrgica, o usuário deve praticar higiene das mãos frequentemente e evitar ao máximo manipulá-la.

Avental descartável

Deve cobrir a região do colo, do peito e dos braços do usuário, com fecho na região das costas. Serve para proteger as roupas do operador contra respingos e aerossóis com potencial infeccioso. Existem aventais autoclaváveis e que poderão ser reutilizados após autoclavagem e higienização, mas a maioria absoluta é individual e descartável. Recomenda-se a utilização de aventais impermeáveis para procedimentos em que o profissional possa se molhar ou se expor a fluidos do paciente[9].

Luvas

Luvas de látex devem ser colocadas antes do contato com o paciente e removidas imediatamente após o término do atendimento. Não podem ser reutilizadas sob nenhuma hipótese. As mãos devem ser higienizadas antes e após o uso. Ao usá-las, deve-se evitar levar as mãos ao rosto. As luvas estéreis devem ser reservadas para procedimentos que exijam campo estéril[9].

Óculos de proteção

Protegem as mucosas oculares. Se não forem descartáveis, devem ser higienizados a cada uso. Não se recomenda a completa substituição dos óculos de proteção pelos óculos de grau pessoais. Caso não promovam vedação completa, é recomendado o uso simultâneo do protetor facial (*faceshield*)[1].

Protetor facial (*faceshield*)

Deve cobrir a face do operador, desde a região da testa até o queixo. Além de prevenir o contato com gotículas, também impede que o profissional leve as mãos ao rosto. Se fabricado sem espumas de apoio, pode ainda ser reutilizado após correta desinfecção. Não é necessário utilizar óculos de proteção durante o uso do protetor facial[1].

Outros equipamentos de proteção individual

Dependendo das rotinas de cada unidade, outros EPI, como gorros, propés, botas e macacões, podem ser exigidos.

O Quadro 1 lista os EPI indicados para as diferentes áreas dos serviços de saúde de acordo com o recomendado pela Organização Mundial da Saúde (OMS) e pelo Centers for Disease Control and Prevention (CDC), além de outras medidas de biossegurança[2,9] As Figuras 3 e 4 exibem as normas de paramentação e desparamentação de acordo com a recomendação da Anvisa[6].

▷ **Quadro 1** Medidas de segurança indicadas de acordo com as atividades

Função	Atividade	Recomendação
Profissionais não envolvidos com o cuidado direto ao paciente	Administrativos, motoristas sem contato com o paciente	• Distância de 1 metro • Máscara caseira ou cirúrgica • Higiene das mãos
Profissionais de limpeza	Limpeza e gerenciamento de resíduos infectantes	• Distância de 1 metro • Higiene das mãos • Máscara cirúrgica ou N95[1] • Avental • Botas • Luvas de limpeza • Gorro • *Faceshield*
Profissionais de saúde	Assistência direta a pacientes suspeitos ou confirmados	• Higiene das mãos • Máscara cirúrgica ou N95[1] • Avental • Luvas descartáveis[2] • Gorro • Óculos de proteção ou *faceshield*
Profissionais de laboratório	Manuseio de espécimes respiratórios	• Higiene das mãos • Máscara cirúrgica • Avental • Luvas descartáveis • Gorro • Óculos de proteção ou *faceshield*
Pacientes suspeitos ou confirmados		• Distância de 2 metros • Higiene das mãos • Máscara cirúrgica, se tolerada
Pacientes sem suspeita ou excluídos		• Distância de 2 metros • Higiene das mãos

1. Máscara N95 nos ambientes em que há risco de transmissão por aerossóis (Quadro 2).
2. Luvas estéreis apenas quando necessárias.

▷ **Quadro 2** Procedimentos geradores de aerossóis[10]

• Intubação e extubação
• Ventilação manual
• Ventilação com máscara facial
• Ventilação não invasiva (p. ex., BiPAP e CPAP)
• Ventilação oscilatória de alta frequência
• Oxigenoterapia nasal de alto fluxo
• Nebulização
• Aspiração aberta da traqueia ou de vias aéreas superiores, como nariz e boca
• Inserção, remoção ou aspiração de traqueostomia
• Broncoscopia e endoscopia digestiva alta
• Procedimentos otorrinolaringológicos que exijam aspiração
• Ressuscitação cardiopulmonar
• Procedimentos cirúrgicos ou odontológicos que envolvam o uso de dispositivos de alta velocidade
• Autópsia, caso envolva o uso de dispositivos de alta velocidade
• Procedimentos terapêuticos e de reabilitação envolvendo laringectomia
• Procedimentos indutores de tosse, como indução de escarro e coleta de *swabs* de naso e orofaringe

BiPAP: *bilevel positive pressure airway*; CPAP: *continuos positive airway pressure*.

▶ ENFERMARIAS DE COORTE

A acomodação dos pacientes em coorte, ou seja, separar em uma mesma área os pacientes suspeitos ou confirmados, está indicada no caso de não haver disponibilidade de quartos privativos. Contudo, algumas recomendações são exigidas[1,6]:

- Manter distância mínima de 2 metros entre os leitos.
- Evitar ao máximo a permanência de casos suspeitos e confirmados na mesma enfermaria.
- A coorte não deve ser realizada entre pacientes com doenças respiratórias de etiologias diferentes.
- Restringir ao máximo o número de acessos a essa área de coorte, inclusive visitantes.
- Preferir banho no leito inclusive para acordados, para evitar o compartilhamento do banheiro.

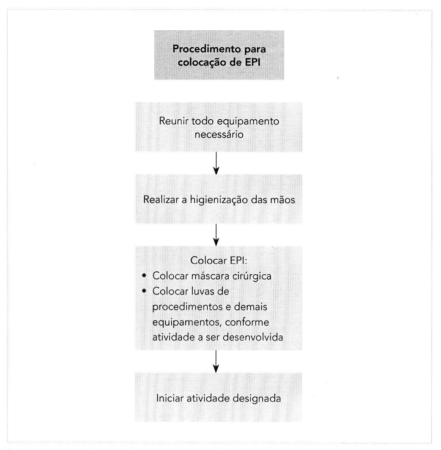

▷ **Figura 3** Colocação de equipamento de proteção individual (EPI).

- Proceder com limpeza terminal do banheiro após cada uso, antes do próximo paciente.
- Pratos, copos e talheres devem ser descartáveis.
- Os pacientes devem ser orientados a não compartilhar pratos, copos, talheres, toalhas, roupas de cama ou outros itens.
- Profissionais de saúde que atuam na assistência direta aos pacientes suspeitos ou confirmados devem ser organizados para trabalharem somente na área de coorte, durante todo o seu turno de trabalho, não devendo circular por outras áreas de assistência, nem prestar assistência a outros pacientes.
- Manter um registro de todas as pessoas que prestaram assistência direta ou entraram nas áreas de assistência dos pacientes suspeitos ou confirmados de infecção pelo novo coronavírus.

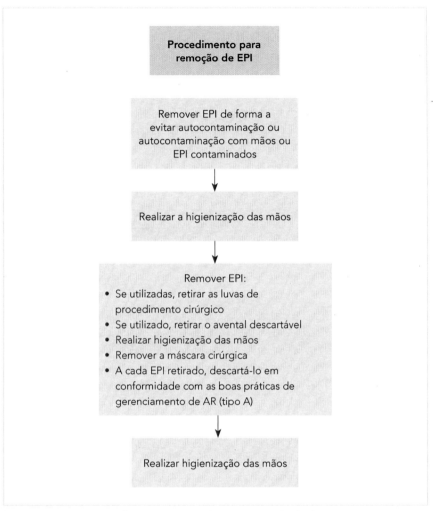

▷ **Figura 4** Remoção de equipamento de proteção individual (EPI).

- As instalações devem estar sinalizadas quanto às medidas de precaução a serem adotadas e ao uso de EPI.
- Imediatamente antes da entrada do quarto, enfermaria ou área de coorte, devem ser disponibilizadas as condições para higiene das mãos (dispensador de preparação alcoólica a 70% e lavatório com dispensador de sabonete líquido, suporte para papel toalha, papel toalha, lixeira com tampa e abertura sem contato manual), EPI apropriado e mobiliário para sua guarda e descarte.

▶ RETIRADA DO PACIENTE DO ISOLAMENTO

Os critérios para retirada de um paciente com caso suspeito ou confirmado de COVID-19 das precauções de isolamento são baseados na evolução clínica do paciente, na disponibilidade de testes e nos conhecimentos adquiridos até o momento sobre a dinâmica viral.

Estudos com detecção de material genético identificaram, ao longo da infecção, RNA viral em amostras respiratórias de 1 a 2 dias antes do início dos sintomas, com carga viral persistindo até 8 dias após o início dos sintomas em casos leves, com pico com 11 dias nos casos mais graves. Durante esse período, considera-se que indivíduos infectados poderiam transmitir o vírus. Entretanto, a duração da transmissibilidade em pacientes assintomáticos ou pré-sintomáticos e após a resolução de febre é desconhecida, necessitando de mais estudos para sua determinação[11].

O desenvolvimento de anticorpos IgM e IgG ocorre 6 a 15 dias após o início dos sintomas, mas os testes sorológicos disponíveis ainda não são validados. Além disso, ainda não é conhecido se esses anticorpos são adequados correlatos de imunidade e, com isso, não é possível fazer afirmações em relação à duração de imunidade e à possibilidade de reinfecção. Portanto, os resultados de testes sorológicos devem ser avaliados com cautela[11,12].

Com base nas evidências atuais, considera-se que o isolamento dos pacientes com casos suspeitos ou confirmados de COVID-19 deve ser estabelecido por um período mínimo de 8 dias para casos leves e prolongado para 14 dias em casos mais graves[12]. Recomendações específicas, entretanto, variam entre os diversos consensos internacionais. Ressalta-se que não ter cumprido o período de isolamento não é impeditivo para alta hospitalar naqueles que tiverem condições clínicas para tal.

O CDC americano divide suas recomendações em dois cenários de acordo com a disponibilidade de testes e recomenda coletas de amostras respiratórias para realização de PCR-RT para SARS-CoV-2 de controle em pacientes[11]:

- Hospitalizados.
- Imunossuprimidos graves.
- Que serão transferidos para instituições de longa permanência.

Pacientes com suspeita de COVID-19 podem ser retirados das precauções de isolamento caso tenham a suspeita descartada por meio da realização de pelo menos um teste de PCR-RT com resultado negativo. Contudo, se houver alta suspeição clínica do diagnóstico baseada nas informações clínicas e radiológicas, deve-se considerar realizar novo exame diagnóstico, mantendo o paciente em precaução até o novo resultado. Se não houver possibilidade de testagem em casos suspeitos, o CDC recomenda que a liberação das medidas de precaução seja feita de acordo com a estratégia não baseada em testagem, conforme descrito no Quadro 3[11].

▷ **Quadro 3** Critérios para retirada de precauções de isolamento em casos confirmados de COVID-19 pelo Centers for Disease Control and Prevention (CDC)[11]

Estratégia baseada em testagem	Estratégia não baseada em testagem
Resolução de febre sem uso de antitérmicos	Resolução de febre sem uso de antitérmicos há pelo menos 72 h
Melhora dos sintomas respiratórios (tosse, dispneia)	Melhora dos sintomas respiratórios (tosse, dispneia) há pelo menos 72 h
Dois resultados de PCR para SARS-CoV-2 de amostra respiratória consecutivos negativos, com intervalo de pelo menos 24 h entre as coletas	Já tenham se passado pelo menos 7 dias após o início dos sintomas

As recomendações europeias são apresentadas no Quadro 4. Para pacientes hospitalizados em que há possibilidade de testagem, recomenda-se a retirada de medidas de isolamento após resolução de sintomas e dois resultados de PCR de amostras respiratórias negativo, com diferença de pelo menos 24 horas entre eles. Caso não seja possível realizar teste molecular, a retirada de isolamento pode ser feita se houver resolução dos sintomas por pelo menos 72 horas e após 8 dias do início dos sintomas para casos leves e 14 dias para casos graves.

▷ **Quadro 4** Critérios para retirada de precauções de isolamento em casos suspeitos ou confirmados de COVID-19 pelo European Centre for Disease Prevention and Control (ECDC)[12]

Pacientes hospitalizados com possibilidade de realização de testagem	Resolução dos sintomas e dois resultados de PCR para SARS-CoV-2 de amostra respiratória consecutivos negativos, com intervalo de pelo menos 24 h entre as coletas e pelo menos 8 dias do início dos sintomas
Pacientes hospitalizados sem possibilidade de realização de testagem	Resolução de febre há pelo menos 72 h e melhora dos outros sintomas e pelo menos 8 dias do início dos sintomas em casos leves ou 14 dias para casos graves
Pacientes transferidos para instituições de longa permanência ou de privação de liberdade	Quarto individual até pelo menos 8 dias do início dos sintomas, com melhora dos sintomas e resolução de febre há pelo menos 72 h

(continua)

▷ **Quadro 4** Critérios para retirada de precauções de isolamento em casos suspeitos ou confirmados de COVID-19 pelo European Centre for Disease Prevention and Control (ECDC)[12] *(continuação)*

Pacientes imunossuprimidos	Pelo menos 14 dias após o início dos sintomas e resolução de febre e de sintomas por pelo menos 72 h
Profissionais de saúde	Isolamento até resolução de febre por pelo menos 72 h e pelo menos 8 dias do início dos sintomas. O retorno ao trabalho pode ser feito após esse prazo, com uso de máscara cirúrgica até completar 14 dias após o início dos sintomas. Recomenda-se que profissionais de saúde tenham prioridade para testagem

Pacientes transferidos para unidades de longa transferência ou instituições de privação de liberdade devem ser alocados em quartos individuais até pelo menos 8 dias após início dos sintomas, apresentar resolução dos sintomas e estar afebris há pelo menos 72 horas. Pacientes imunossuprimidos devem permanecer em isolamento por pelo menos 14 dias após o início dos sintomas[1].

O Ministério da Saúde recomenda que pacientes imunossuprimidos ou aqueles em internação prolongada por outras comorbidades sejam testados novamente antes de serem liberados de isolamento, independentemente da ausência de febre e sintomas hospitalares[3].

▶ MANUSEIO DE AMOSTRAS LABORATORIAIS

A coleta de amostras respiratórias é um importante processo para a confirmação do diagnóstico de COVID-19. É importante que o profissional de saúde realize os procedimentos indicados em sua unidade e atenda às medidas de biossegurança preconizadas para o manuseio de amostras clínicas de pacientes com suspeita de infecção por SARS-CoV-2, o que deve ser realizado em sala comum com a porta fechada. O número de profissionais de saúde presentes deve ser limitado ao mínimo necessário. Os profissionais que estiverem presentes no momento da coleta devem estar adequadamente paramentados com os EPI recomendados: máscara N95 ou PFF2, proteção ocular, luvas e capote. As superfícies da sala em que o procedimento foi realizado devem ser limpas e desinfectadas[13].

Para a coleta de amostras de sangue, recomenda-se que o profissional adentre ao quarto do paciente já com todos os materiais necessários. Tubos de coleta devem ser previamente identificados com os dados do paciente e com sinalização de caso suspeito de COVID-19. Os EPI necessários devem estar de acordo com o tipo de precaução a que o paciente está submetido no momento (contato e gotículas ou aerossóis)[13].

O transporte das amostras clínicas até o laboratório deve ser feito em recipientes adequados à prova de vazamentos. Se houver risco de perfuração ou contaminação do recipiente, este deve ser acondicionado em um segundo recipiente também à prova de vazamentos[14]. Para amostras de sangue, os frascos podem ser acondicionados em saco plástico, que deve ser lacrado e colocado em recipiente rígido, à prova de vazamentos, para transporte. As amostras respiratórias para diagnóstico devem ser transportadas para os laboratórios de referência em recipiente próprio[14].

Uma vez no laboratório de análises clínicas, as medidas de biossegurança e precauções devem ser seguidas com todo rigor. Preferencialmente, as amostras devem ser manuseadas em cabine de segurança biológica, classe II, validada e em boas condições de manutenção, ou em equipamento de contenção primária, até realização de procedimentos de inativação de agentes biológicos. Os profissionais devem estar adequadamente paramentados, com luvas, gorro, proteção ocular, capote impermeável de mangas compridas, calçados fechados e máscaras N95 ou PFF2. A desinfecção de superfícies e equipamentos deve ser realizada ao fim do dia de trabalho ou sempre que eles estiverem visivelmente sujos ou contaminados. Deve-se observar o tempo de contato recomendado, na diluição correta e dentro da validade definida após o preparo da solução de trabalho[5].

▶ LIMPEZA E DESINFECÇÃO DO AMBIENTE E DE EQUIPAMENTOS

Não há recomendação diferenciada para a limpeza e desinfecção de superfícies em contato com casos suspeitos ou confirmados pelo COVID-19. As seguintes recomendações se colocam[1,16]:

- A limpeza concorrente deve ser realizada três vezes ao dia.
- No caso de serviços de exames de imagem e endoscópicos, a limpeza concorrente deve ser realizada após cada exame.
- A limpeza terminal deve ser realizada em caso de alta, óbito, ou transferência do paciente, ou após cada uso do banheiro no caso das enfermarias de coorte.
- A limpeza terminal deve ser realizada ao fim de cada turno no caso de consultórios e salas de exames.
- A limpeza imediata deve ser realizada sempre que necessário.

No caso da superfície apresentar matéria orgânica visível, deve-se inicialmente proceder à retirada do excesso da sujidade com papel ou tecido absorvente e, posteriormente, realizar sua limpeza e desinfecção, utilizando-se dos EPI indicados[16].

A limpeza e a desinfecção dos materiais e equipamentos compartilhados devem ser realizadas após a cada uso, com desinfetante protocolado na instituição ou álcool a 70%[16].

Os desinfetantes indicados incluem aqueles à base de cloro, alcoóis, alguns fenóis, alguns iodóforos, biguanida e o quaternário de amônio. A desinfecção de superfícies das unidades de isolamento, incluindo aquelas próximas ao paciente como grades da cama, cadeiras, mesas de cabeceira e de refeição, deve ser realizada após a sua limpeza, utilizando-se o desinfetante preconizado em cada unidade[16]. Também está indicada a desinfecção de superfícies consideradas de alto toque, como maçanetas, interruptores de luz, superfícies de banheiros e mobiliário nos quartos dos pacientes[16].

Não há orientação especial quanto ao processamento de equipamentos, produto para saúde ou artigos utilizados na assistência a pacientes suspeitos ou confirmados de infecção pelo novo coronavírus[6].

A reutilização de EPI deve ser orientada pela Comissão de Controle de Infecção Hospitalar de cada unidade, que deve reforçar orientações cada vez que as políticas sofrerem alguma modificação.

Os produtos para saúde contaminados devem ser manuseados de modo a reduzir o risco de exposição ou contaminação de superfícies ambientais. De preferência, devem ser transportados em recipientes cobertos, hermeticamente fechados, resistentes à perfuração, a fim de prevenir o extravasamento de líquidos[6]. A pré-limpeza deverá ser realizada o mais rápido possível após o uso, o mais próximo do local de sua utilização. O processo de desinfecção dos materiais semicríticos poderá ser manual ou automatizado[6].

▶ ROUPARIA E GERENCIAMENTO DE RESÍDUOS

Não é preciso adotar nenhuma recomendação específica para o processamento de roupas provenientes dos ambientes de cuidado de pacientes com suspeita ou confirmação para o novo coronavírus, devendo seguir o mesmo processo estabelecido para as roupas provenientes de outros pacientes[6]. É preciso, contudo, adotar cuidados especiais[6]:

- Retirar a roupa suja com o mínimo de agitação e manuseio, utilizando-se as medidas de precauções.
- Não manipular a roupa suja fora do local destinado para tal.

- Roupas provenientes de áreas de isolamento não devem ser transportadas por meio de tubos de queda.

De acordo com o que se sabe até o momento, o novo coronavírus pode ser classificado como agente biológico classe de risco 3, sendo sua transmissão de alto risco individual e moderado risco para a comunidade. Portanto, todos os resíduos provenientes da assistência a pacientes suspeitos ou confirmados de infecção pelo novo coronavírus (COVID-19) devem ser enquadrados na categoria A1[6].

Os resíduos devem ser acondicionados, em sacos vermelhos (em alguns estados brasileiros usam-se sacos brancos leitosos), com símbolo de resíduo biológico, que devem ser substituídos quando atingirem dois terços de sua capacidade. Os sacos devem estar contidos em recipientes de material lavável, resistente à punctura, ruptura, vazamento e tombamento, com tampa provida de sistema de abertura sem contato manual, com cantos arredondados[6]. Os resíduos devem ser tratados antes da disposição final ambientalmente adequada.

▶ SERVIÇOS DE DIÁLISE

Os serviços de diálise devem estimular a adesão à higiene respiratória, à etiqueta da tosse e à higiene das mãos em profissionais e pacientes. Também devem prover condições para higiene das mãos com preparação alcoólica a 70% e com água e sabonete líquido. Todos os pacientes e acompanhantes (casos excepcionais ou definidos por lei) devem ser orientados a não compartilhar objetos e alimentos[6].

Devem ser disponibilizadas máscaras cirúrgicas na entrada do serviço aos pacientes, independentemente se sintomáticos ou não[1], e eles devem ser orientados a utilizar a máscara cirúrgica de forma adequada e durante todo o período de permanência no serviço de diálise. Os profissionais devem manter as medidas de precaução e uso de EPI.

As instalações devem manter no mínimo 1 metro de separação entre pacientes. Pacientes suspeitos ou confirmados de infecção pelo novo coronavírus devem preferencialmente ser dialisados em sala separada, bem ventilada e com a porta fechada[6]. Essa sala deve sofrer limpeza e desinfecção antes dos turnos e após seus términos, sendo importante reforçar a limpeza e a desinfecção de todas as superfícies próximas ao leito/cadeira de diálise[6]. Se não houver condições de colocar os pacientes em sala separada, o serviço deve dialisá-los no turno com o menor número de pacientes ou, no caso de haver muitos pacientes com COVID-19 confirmada, o serviço deve remanejar os turnos de todos os pacientes, de forma a manter aqueles com a doença dialisando em um turno exclusivo[6].

As linhas de diálise e máquinas utilizadas em pacientes suspeitos ou confirmados de COVID-19 devem ser descartadas após o uso, não podendo assim ser reaproveitados, nem mesmo para o próprio paciente[6].

▶ SERVIÇOS DE HEMOTERAPIA

A Nota Técnica 5/2020CGSH/DAET/SAES/MS estabelece que pessoas que tiveram diagnóstico clínico ou laboratorial de infecção por SARS-CoV-2 são consideradas inaptas por um período de 30 dias após a completa recuperação da doença, quando estiverem sem nenhum sintoma ou sequelas que possam contraindicar a doação[17]. Para os candidatos que tiveram contato nos últimos 30 dias, com pessoa com diagnóstico clínico ou laboratorial do novo coronavírus, o período de inaptidão é de 14 dias após o último contato[17].

Por determinação da Anvisa, todos os doadores de medula óssea devem ser testados cerca de 24 horas antes da coleta das células, sempre que possível, ainda que estejam assintomáticos. Casos confirmados devem ser considerados inaptos para doação até que o doador seja testado duas vezes, com aproximadamente uma semana de intervalo entre a realização dos testes, obtendo resultados negativos; ou, caso não seja possível realizar a testagem, o doador precisa aguardar 28 dias após o desaparecimento dos sintomas[18]. Com relação às coletas de células-tronco hematopoiéticas de sangue de cordão umbilical e placentário para doação para um receptor desconhecido, a agência recomenda que essas coletas sejam suspensas enquanto durar o estado de pandemia[18].

As medidas de precaução, limpeza e desinfecção desses serviços devem seguir as recomendadas para serviços de exames de imagem ou clínicas de diálise[19].

Alguns serviços estão realizando coleta de plasma de pessoas convalescentes para fins de uso em protocolos de pesquisa.

▶ TRANSPLANTE DE ÓRGÃOS SÓLIDOS

Constituem contraindicações absolutas para doação de órgãos e tecidos a presença de infecção pelo SARS-CoV-2, com ou sem sintomas, e o diagnóstico de SRAG sem etiologia definida[20].

No caso de doadores vivos, é exigido para a captação um resultado negativo de RT-PCR para SARS-CoV-2, realizado em até 24 horas. Para doadores curados da COVID-19, além do exame, é exigida a ausência de sintomas por pelo menos 28 dias[20].

No caso de doadores falecidos, as recomendações do Ministério da Saúde são listadas no Quadro 5[20].

▷ **Quadro 5** Critérios para validação de doador falecido de órgãos, tecidos oculares e pele[20]

• Doador com teste de RT-PCR para SARS-CoV-2 positivo, independentemente do quadro clínico • Doador com SRAG sem etiologia definida e teste laboratorial não disponível	• Contraindicação absoluta para doação de órgãos e tecidos
• Doador que teve contato com casos suspeitos ou confirmados de COVID-19	• Contato há menos de 14 dias: descartar • Contato há mais de 14 dias: pode ser validado para doação de órgãos mediante resultado de RT-PCR para SARS-CoV-2 negativo realizado 24 h antes da captação
• Doador com suspeita clínica, porém com resultado de teste laboratorial para SARS-CoV-2 negativo	• Sintomas há menos de 14 dias: descartar • Sintomas cessados há mais de 14 dias: o doador pode ser validado para doação de órgãos mediante resultado de RT-PCR para SARS-CoV-2 negativo realizado 24 h antes da captação
• Doador que teve COVID-19, com regressão completa dos sintomas há mais de 14 dias	• Pode ser validado para doação de órgãos mediante resultado de RT-PCR para SARS-CoV-2 negativo realizado 24 h antes da captação
• Doador sem suspeita clínica e sem contato com casos suspeitos ou confirmados de COVID-19	• Pode ser validado para doação de órgãos, tecidos oculares e pele mediante resultado de RT-PCR para SARS-CoV-2 negativo realizado 24 h antes da captação

Receptores de órgãos cujo doador teve contato com casos suspeitos ou confirmados de COVID ou teve suspeita clínica e teste molecular para SARS-CoV-2 negativo devem preferencialmente ser colocados em isolamento respiratório e de contato após o transplante[20].

Pacientes à espera do transplante que não apresentem quadro clínico de COVID-19 deverão realizar RT-PCR para SARS-CoV-2 durante a avaliação pré-transplante, sempre que possível. Em caso de positividade do exame, deve ser temporariamente suspenso da lista de espera e reavaliado após 28 dias[20].

Procedimentos eletivos devem ser adiados.

▶ SERVIÇOS DE ODONTOLOGIA

Recomenda-se ao cirurgião dentista, que se não for clinicamente urgente ou emergencial, o procedimento odontológico seja adiado, mas a Anvisa assume que a urgência de um procedimento, durante a pandemia, deve ser uma decisão baseada em julgamento clínico e ser tomada caso a caso[6].

Os cuidados recomendados no funcionamento de consultórios de odontologia extra-hospitalares estão detalhadamente listados na Nota Técnica GVIMS/GGTES/ANVISA N. 04/2020[6]. É importante destacar os seguintes:

- Reforçar a limpeza de superfícies.
- Realizar frequentemente, e entre a retirada de cada EPI, a higiene das mãos com água e sabonete líquido ou preparação alcoólica a 70%.
- Usar EPI (gorro, óculos de proteção, máscara N95/PFF2 ou equivalente, protetor facial, avental impermeável e luvas de procedimento).
- Realizar aspiração contínua da saliva residual e se possível com sistema de alta potência, além de dique de borracha para reduzir a dispersão de gotículas e aerossóis.
- Não utilizar aparelhos que gerem aerossóis, como jato de bicarbonato, canetas de alta e baixa rotação e ultrassom.
- Esterilizar em autoclave todos os instrumentais considerados críticos, inclusive canetas de alta e baixa rotação.
- Depois do atendimento, devem-se realizar os procedimentos adequados de limpeza concorrente e desinfecção ambiental e das superfícies.
- Ao final do dia, deverá ser realizada a limpeza terminal de toda a área.

▶ CENTROS CIRÚRGICOS

Todos os profissionais devem empregar as medidas de biossegurança e usar os EPI de acordo com os protocolos indicados.

Recomenda-se um planejamento anestésico cuidadoso. A intubação e a extubação são procedimentos geradores de aerossóis. O uso de equipamento descartável para a intubação deve ser priorizado quando possível. Técnicas de intubação com maior chance de sucesso pela primeira vez devem ser preferidas para evitar instrumentação repetida das vias aéreas[21].

Após a intubação e a extubação, e no caso de risco de contaminação pesada (vômito, tosse), todo o pessoal envolvido deve substituir imediatamente seus EPI[21].

Aspectos fundamentais no manejo cirúrgico do paciente com COVID-19 são expostos no Quadro 6[21].

▷ **Quadro 6** Diretivas operacionais para centros cirúrgicos[21]

• Todo o pessoal em contato com o paciente deve usar EPI
• O transporte dos pacientes deve ser planejado com antecedência
• O pessoal de transporte deve ser o mesmo desde a origem do transporte até o destino
• Os pacientes infectados devem ser movidos o menos possível pelo hospital
• A área para cirurgias deve ser separada e, de preferência, exclusiva
• Material mínimo, de preferência descartável, deve ser usado para cada intervenção
• Depois que o paciente entrar, as portas da sala de cirurgia deverão ser fechadas
• Os profissionais devem permanecer na sala o menor tempo possível, mas não devem deixar a sala de cirurgia durante o procedimento
• Recomenda-se o uso de filtros HEPA
• A documentação deve ser realizada fora da sala, após o término do procedimento
• Ao final de cada intervenção, todos os materiais descartáveis devem ser colocados sobre a mesa e todas as superfícies e dispositivos precisam ser limpos e desinfetados com precisão
• A sala e as áreas circundantes devem ser higienizadas assim que possível após cada procedimento
• Após cada procedimento, todo o pessoal envolvido, sempre que possível, deve tomar banho
• O pós-operatório imediato deve ser feito em enfermaria ou UTI

EPI: equipamento de proteção individual; HEPA: *high efficiency particulate arrestance*; UTI: unidade de terapia intensiva.

▶ CUIDADOS RELACIONADOS AO ALEITAMENTO MATERNO

A transmissão de coronavírus de mãe para filho durante a gravidez é improvável, mas, após o nascimento, o recém-nascido é suscetível à disseminação de pessoa para pessoa[22].

No caso de recém-nascidos internados com a mãe em alojamento conjunto, os cuidados de distanciamento, higiene e limpeza devem ser mantidos.

A gestante, bem como os profissionais de saúde envolvidos em seu cuidado, devem decidir como iniciar ou continuar a amamentação. Caso a lactante esteja sintomática, pode optar por amamentar diretamente, usando máscara cirúrgica e higienizar as mãos antes e após cada mamada, ou indiretamente, por meio de bombeamento do leite, seguindo rigorosamente as recomendações para limpeza das bombas após cada uso[22].

A recomendação de doação de leite humano está mantida para lactantes saudáveis e sem contato domiciliar com pessoa sintomática, cabendo aos bancos de leite humano e postos de coleta de leite humano orientar as candidatas à doação. É contraindicada a doação por mulheres com sintomas compatíveis com síndrome gripal, infecção respiratória ou confirmação de caso da COVID-19 e mulheres que tenham contatos domiciliares de casos com síndrome gripal ou caso confirmado de COVID-19. As normas técnicas disponíveis para ordenha, coleta, processamento e controle de qualidade de leite humano são suficientes para garantir a segurança biológica dos profissionais e do produto, não havendo necessidade de acréscimo de novas etapas de processamento e coleta[23].

▶ CUIDADOS *POST MORTEM*

Após a morte, as medidas de precauções-padrão e baseadas na transmissão devem permanecer no manuseio do corpo. Embora o risco seja menor do que com a assistência a pacientes vivos, considera-se que, mesmo após a morte, ainda ocorra risco contínuo de transmissão por contato, portanto os profissionais envolvidos no manuseio do corpo devem utilizar EPI adequados.

O risco de contaminação estende-se além do período imediato após a morte, de modo que medidas preventivas devem ser seguidas nos procedimentos de autópsias e nas preparações para o sepultamento. Autópsias devem ser evitadas em pacientes com casos suspeitos ou confirmados de COVID-19 e, caso indispensáveis, devem ser realizadas segundo normas de biossegurança, utilizando técnicas minimamente invasivas. As agências funerárias devem ser notificadas sobre a suspeita do diagnóstico para que tomem as devidas precauções (risco biológico classe de risco 3). Recomenda-se que profissionais pertencentes a grupos de risco para doença grave por COVID-19 (como os com mais de 60 anos, com comorbidades ou imunossuprimidos) sejam expostos a atividades relacionadas ao manejo direto do corpo[6].

As recomendações a seguir são baseadas na Nota Técnica da Anvisa vigente até o momento em que esse material foi redigido[6]. Novas recomendações podem ser feitas de acordo com o avanço no conhecimento em relação à doença.

A preparação e o acondicionamento do corpo para transferência para uma unidade de autópsia, necrotério/funerária, crematório ou local de sepultamento devem respeitar a dignidade dos mortos, sua cultura, religião e tradições. O preparo e o manejo apressados de corpos de pacientes com COVID-19 devem ser evitados. Durante os cuidados com o cadáver, só devem estar presentes os profissionais estritamente necessários e todos devem utilizar os EPI indicados e ter acesso a recursos para realizar a higiene das mãos com água e sabonete líquido ou preparações alcoólicas a 70%. Higiene das mãos deve ser realizada antes e depois da interação com o corpo e o meio ambiente.

Todos os profissionais que tiverem contato com o cadáver devem usar óculos de proteção ou protetor facial, máscara cirúrgica, avental ou capote impermeável e luvas de procedimento. Se for necessário realizar procedimentos que podem gerar aerossóis, como extubação, usar gorro e trocar a máscara cirúrgica pela máscara N95/PFF2 ou equivalente. Tubos, drenos e cateteres devem ser removidos do corpo, tendo cuidado especial para evitar a contaminação durante a remoção de cateteres intravenosos, outros dispositivos cortantes e do tubo endotraqueal. Recomenda-se desinfetar e bloquear os orifícios de drenagem de feridas e punção de cateter com cobertura impermeável, e os orifícios oral, retal e nasal com compressas. Os resíduos perfurocortantes devem ser descartados imediatamente em recipientes rígidos, à prova de perfuração e vazamento e com o símbolo de resíduo infectante.

A movimentação e a manipulação do corpo devem ser as menores possíveis. O cadáver deve ser acondicionado em saco impermeável, à prova de vazamento e selado. É fundamental desinfetar a superfície externa do saco com álcool líquido a 70%, solução clorada a 0,5% a 1% ou outro saneante desinfetante regularizado junto à Anvisa, tomando-se cuidado de não usar luvas contaminadas para a realização desse procedimento.

O cadáver deve ser corretamente identificado. O saco de transporte também deve ser adequadamente identificado com a informação relativa ao risco biológico; no contexto da COVID-19: agente biológico classe de risco 3. O saco com o cadáver deve ser transferido para o necrotério da instituição.

Os profissionais que não tiverem contato com o cadáver, mas apenas com o saco, deverão adotar as precauções-padrão (em especial, a higiene de mãos) e usar avental ou capote e luvas. Caso haja risco de respingos dos fluidos ou das secreções corporais, devem usar também máscara cirúrgica e óculos de proteção ou protetor facial. A maca de transporte de cadáveres deve ser utilizada apenas para esse fim e ser de fácil limpeza e desinfecção. Após remover os EPI, todos os profissionais devem realizar a higiene das mãos, conforme já descrito.

O número de pessoas autorizadas a permanecer na sala de autópsia deve ser limitado às estritamente necessárias à realização dos procedimentos, que devem ser realizados em salas com sistemas de tratamento de ar adequados, incluindo sistemas que mantêm pressão negativa em relação às áreas adjacentes e que fornecem um mínimo de 12 trocas de ar por hora e direção controlada do fluxo de ar. O ar ambiente deve sair diretamente para o exterior ou passar por um filtro HEPA (*High Efficiency Particulate Arrestance*), e as portas da sala devem ser mantidas fechadas. Procedimentos que geram aerossóis devem ser evitados. Caso sejam utilizados equipamentos como serra oscilante, deve-se conectar uma cobertura de vácuo para conter os aerossóis. Para a manipulação e o exame de amostras menores, devem-se usar cabines de segurança biológica.

Os EPI para os profissionais que realizam a autópsia incluem: gorro, óculos de proteção ou protetor facial, preferencialmente, máscaras de proteção respiratória tipo N95 ou equivalente, avental ou capote resistente a fluidos ou impermeável, luvas cirúrgicas duplas interpostas com uma camada de luvas de malha sintética à prova de corte; e capas impermeáveis para calçados ou botas impermeáveis. Antes de sair da área de autópsia ou da antecâmara adjacente, o profissional deve retirar o EPI, com atenção, para evitar a contaminação. Os resíduos devem ser enquadrados na categoria A1. Imediatamente após retirar os EPI, os profissionais devem realizar a higiene das mãos. Os instrumentos usados durante a autópsia devem ser limpos e desinfetados imediatamente após a autópsia, como parte do procedimento de rotina e de acordo com as orientações dos fabricantes dos produtos. Devem-se realizar a limpeza e a desinfecção rigorosas do local de autópsia, após o término de todos os procedimentos. Durante esse processo, os sistemas de tratamento de ar devem permanecer ligados.

Ao realizar o transporte para o local do funeral, o corpo deve estar em saco impermeável, à prova de vazamento e selado. Deve-se desinfetar a superfície externa do saco com álcool líquido a 70%, solução clorada a 0,5% a 1% ou outro saneante desinfetante regularizado junto à Anvisa, tomando-se cuidado de não usar luvas contaminadas para a realização desse procedimento. Nenhum equipamento ou veículo de transporte especial é necessário. Quando for utilizado um veículo de transporte, este também deve ser submetido à limpeza e à desinfecção, segundo os procedimentos rotineiros. Todos os profissionais que atuam no transporte do corpo devem adotar as medidas de precaução-padrão. Aqueles que tiverem contato com o cadáver ou com o saco do cadáver deverão adotar as precauções-padrão (em especial, a higiene de mãos) e usar avental ou capote e luvas.

Não é recomendada a preparação higiênica do cadáver, para evitar a manipulação excessiva do corpo, mas, caso haja necessidade de preparação do corpo, os profissionais deverão utilizar EPI apropriados, como luvas, avental ou capote, máscara cirúrgica, óculos de proteção ou protetor facial. A movimentação e a manipulação do corpo devem ser as menores possíveis. Orienta-se que o corpo não seja embalsamado, para evitar a manipulação excessiva do corpo. Deve-se realizar a desinfecção externa do caixão com álcool líquido a 70% ou outro desinfetante, antes de levá-lo para o velório, usando luvas limpas para realizar esse procedimento.

Os cadáveres poderão ser cremados ou sepultados, de acordo com as preferências e os costumes da família. Após o uso, os sacos de cadáver vazios devem ser descartados como resíduos de serviços de saúde, segundo legislação vigente. Velórios não são recomendados. Caso ocorram, deverão ocorrer com o menor número possível de pessoas, preferencialmente, apenas os familiares mais próximos, que devem respeitar o distanciamento físico (maior que 1 metro), além de adotarem a higiene respiratória/etiqueta da tosse durante a cerimônia. Devem ser evitados apertos de mão e outros tipos de contato físico entre os participantes.

O caixão deve ser mantido fechado durante todo o funeral, para evitar contato físico com o corpo. Condições para a higiene das mãos de todos que participam do funeral (água e sabonete líquido e álcool em gel a 70%) devem estar disponíveis. Os encarregados de colocar o corpo na sepultura ou em pira funerária devem usar luvas e higienizar as mãos com água e sabonete líquido após retirada das luvas.

▶ REFERÊNCIAS BIBLIOGRÁFICAS

1. European Centre for Disease Prevention and Control. Infection prevention and control and preparedness for COVID-19 in healthcare settings [Internet]. 2020 mar. Disponível em: https://www.ecdc.europa.eu/sites/default/files/documents/Infection-prevention-control-for-the-care-of-patients-with-2019-nCoV-healthcare-settings_update-31-March-2020.pdf. [Acesso 5 mai 2020.]
2. National Center for Immunization and Respiratory Diseases (NCIRD), Division of Viral Diseases. Interim Infection Prevention and Control Recommendations for Patients with Suspected or Confirmed Coronavirus Disease 2019 (COVID-19) in Healthcare Settings [Internet]. 2020 abr. Disponível em: https://www.cdc.gov/coronavirus/2019-ncov/hcp/infection-control-recommendations.html. [Acesso 5 mai 2020.]
3. World Health Organization. Manual de referência técnica para a higiene das mãos – para ser utilizado por profissionais de saúde, formadores e observadores de práticas de higiene das mãos [Internet]. Geneve; 2009. Disponível em: https://www20.anvisa.gov.br/segurancadopaciente/index.php/publicacoes/item/manual-de-referencia-tecnica-para-a-higiene-das-maos. [Acesso 5 mai 2020.]
4. National Center for Immunization and Respiratory Diseases (NCIRD), Division of Viral Diseases. CDC Statement for Healthcare Personnel on Hand Hygiene during the Response to the International Emergence of COVID-19 [Internet]. 2020. Disponível em: https://www.cdc.gov/coronavirus/2019-ncov/hcp/hand-hygiene.html. [Acesso 5 mai 2020.]
5. Ministério da Saúde. Nota Técnica n. 01/2018 GVIMS/GGTES/ANVISA - orientações gerais para higiene das mãos em serviços de saúde [Internet]. 2018. Disponível em: https://www20.anvisa.gov.br/segurancadopaciente/index.php/publicacoes/item/nota-tecnica-n-01-2018-gvims-ggtes-anvisa-orientacoes-gerais-para-higiene-das-maos-em-servicos-de-saude-2. [Acesso 5 mai 2020.]
6. Agência Nacional de Vigilância Sanitária. Nota Técnica GVIMS/GGTES/ANVISA n. 04/2020 Orientações para serviços de saúde: medidas de prevenção e controle que devem ser adotadas durante a assistência aos casos suspeitos ou confirmados de infecção pelo novo coronavírus (SARS-CoV-2). 2020. Disponível em: http://portal.anvisa.gov.br/documents/33852/271858/Nota+T%C3%A9cnica+n+04-2020+GVIMS-GGTES-ANVISA/ab598660-3de4-4f14-8e6f-b9341c196b28. [Acesso 5 mai 2020.]
7. National Institute for Occupational Safety and Health. Respirator Trusted-Source Information [Internet]. 2020. Disponível em: https://www.cdc.gov/niosh/npptl/topics/respirators/disp_part/respsource3healthcare.html#e. [Acesso 5 mai 2020.]
8. World Health Organization. Rational use of personal protective equipment for coronavirus disease 2019 (COVID-19) [Internet]. 2020. Disponível em: https://apps.who.int/iris/bitstream/handle/10665/331215/WHO-2019-nCov-IPCPPE_use-2020.1-eng.pdf. [Acesso 5 mai 2020.]
9. World Health Organization. Rational use of personal protective equipment for coronavirus disease (COVID-19) and considerations during severe shortages [Internet]. 2020. Disponível em: https://apps.who.int/iris/bitstream/handle/10665/331695/WHO-2019-nCov-IPC_PPE_use-2020.3-eng.pdf. [Acesso 5 mai 2020.]

10. World Health Organization, Pandemic and Epidemic Diseases, World Health Organization. Infection prevention and control of epidemic- and pandemic-prone acute respiratory infections in health care: WHO guidelines. [Internet]. 2014. Disponível em: http://apps.who.int/iris/bitstream/10665/112656/1/9789241507134_eng.pdf?ua=1. [Acesso 5 mai 2020.]
11. National Center for Immunization and Respiratory Diseases (NCIRD), Division of Viral Diseases. Discontinuation of Transmission-Based Precautions and Disposition of Patients with COVID-19 in Healthcare Settings (Interim Guidance) [Internet]. 2020. Disponível em: https://www.cdc.gov/coronavirus/2019-ncov/hcp/disposition-hospitalized-patients.html. [Acesso 5 mai 2020.]
12. European Centre for Disease Prevention and Control. Guidance for discharge and ending isolation in the context of widespread community transmission of COVID-19 – first update [Internet]. 2020. Disponível em: https://www.ecdc.europa.eu/en/publications-data/covid-19-guidance-discharge-and-ending-isolation. [Acesso 5 mai 2020.]
13. Occupational Safety and Health Administration. 1910.1030 - Bloodborne pathogens. Occupational Safety and Health Administration [Internet]. Disponível em: https://www.osha.gov/laws-regs/regulations/standardnumber/1910/1910.1030. [Acesso 5 mai 2020.]
14. Ministério da Saúde. Guia de Vigilância Epidemiológica Emergência de Saúde Pública de Importância Nacional pela Doença pelo Coronavírus 2019 Vigilância Integrada de Síndromes Respiratórias Agudas Doença pelo Coronavírus 2019, Influenza e outros vírus respiratórios [Internet]. 2020. Disponível em: https://www.saude.gov.br/images/pdf/2020/April/06/GuiaDeVigiEp-final.pdf. [Acesso 5 mai 2020.]
15. World Health Organization. Laboratory biosafety guidance related to the novel coronavirus (2019-nCoV) [Internet]. 2020. Disponível em: https://www.who.int/docs/default-source/coronaviruse/laboratory-biosafety-novel-coronavirus-version-1-1.pdf?sfvrsn=912a9847_2. [Acesso 5 mai 2020.]
16. Agência Nacional de Vigilância Sanitária. Segurança do paciente em serviços de saúde: limpeza e desinfecção de superfícies [Internet]. Brasília; 2010. 116 p. Disponível em: http://portal.anvisa.gov.br/documents/33852/271892/Manual%2Bde%2BLimpeza%2Be%2BDesinfec%C3%A7%C3%A3o%2Bde%2BSuperf%C3%ADcies/1c9cda1e-da04-4221-9bd1-99def896b2b5. [Acesso 5 mai 2020.]
17. Ministério da Saúde. Nota Técnica n. 13/2020CGSH/DAET/SAES/MS [Internet]. 2020. Disponível em: http://portal.anvisa.gov.br/documents/2857848/5624592/SEI_MS+-+0014052636+-+Nota+-T%C3%A9cnica+13.pdf/eb3aad9b-2ddb-4c15-b979-8aec2a6e331b. [Acesso 5 mai 2020.]
18. Ministério da Saúde. Nota Técnica n. 36/2020-GSNT/DAET/SAES/MS [Internet]. 2020. Disponível em: http://portal.anvisa.gov.br/documents/4048533/4920270/Nota+T%C3%A9cnica+n%C2%B0+36+de+2020/bd952075-dedd-4697-bc77-50c40b5436d8. [Acesso 5 mai 2020.]
19. World Health Organization. Maintaining a safe and adequate blood supply during the pandemic outbreak of coronavirus disease (COVID-19) [Internet]. 2020. Disponível em: https://www.who.int/publications-detail/maintaining-a-safe-and-adequate-blood-supply-during-the-pandemic-outbreak-of-coronavirus-disease-(covid-19). [Acesso 5 mai 2020.]
20. Ministério da Saúde. Nota Técnica n. 34/2020-CGSNT/DAET/SAES/MS [Internet]. 2020. Disponível em: http://portal.anvisa.gov.br/documents/4048533/4920270/Nota+T%C3%A9cnica+n%C2%B0+34+de+2020/e021dfe8-3247-4924-9921-e60455359262. [Acesso 5 mai 2020.]
21. Coccolini F, Perrone G, Chiarugi M, Di Marzo F, Ansaloni L, Scandroglio I, et al. Surgery in COVID-19 patients: operational directives. World J Emerg Surg. 2020;15(1):25.
22. National Center for Immunization and Respiratory Diseases (NCIRD), Division of Viral Diseases. Pregnancy and Breastfeeding [Internet]. 2020. Disponível em: https://www.cdc.gov/coronavirus/2019-ncov/need-extra-precautions/pregnancy-breastfeeding.html. [Acesso 5 mai 2020.]
23. Ministério da Saúde. Nota Técnica n. 8/2020-COCAM/CGCIVI/DAPES/SAPS/MS [Internet]. 2020. Disponível em: https://portaldeboaspraticas.iff.fiocruz.br/atencao-crianca/covid-19-e-aleitamento-materno-orientacoes-da-sbp-e-rblh/. [Acesso 5 mai 2020.]

7
Isolamento social

Isabel Cristina Melo Mendes

▶ INTRODUÇÃO

Até o momento, não existem evidências científicas que apoiem o uso de opções medicamentosas específicas como tratamento ou profilaxia de COVID-19. Da mesma forma, ainda não há vacinação disponível. Sendo assim, dois dos pilares para o controle da epidemia são as práticas de isolamento e distanciamento social e o uso de medidas preventivas pela população. O Quadro 1 sintetiza e compara as principais medidas que serão descritas aqui mais detalhadamente a seguir[1].

▶ ISOLAMENTO SOCIAL

Isolamento é a separação de pessoas doentes de pessoas não doentes, podendo ser realizado em regime hospitalar ou domiciliar. Para ser bem-sucedido, ele deve ser iniciado o mais precocemente possível[2]. Dessa forma, casos suspeitos de COVID-19 devem ser isolados assim que identificados.

Atualmente, a orientação do Ministério da Saúde, que segue as recomendações da Organização Mundial da Saúde (OMS), é que os casos suspeitos de COVID-19 que tenham apenas sintomas leves, sem sinais de gravidade, mantenham isolamento social, preferencialmente em domicílio. A medida poderá ser determinada por prescrição médica por um prazo máximo de 14 dias, podendo se estender por igual período, de acordo com resultado laboratorial que comprove o risco de transmissão. Agentes de vigilância epidemiológica também podem recomendar isolamento em domicílio para contactantes próximos

△ **Quadro 1** Intervenções de saúde pública não farmacêuticas para controlar surtos de doenças infecciosas

	Definição	Objetivos	Desafios	Observações
Isolamento	Separação das pessoas infectantes de pessoas não infectadas	Impedir a transmissão para suscetíveis	Detecção precoce dos casos	Efetivo para prevenir doenças transmissíveis de pessoa a pessoa Inefetiva se houver muitos casos assintomáticos transmissores
Distanciamento social	Intervenção aplicada a toda uma comunidade, cidade ou região, com o fim de reduzir interações e movimentos pessoais. Envolve cancelamento de reuniões públicas, fechamento de escolas, trabalho em casa, uso comunitário de máscaras faciais e até o fechamento de cidades ou áreas inteiras	Reduzir o contato de pessoas infectadas não identificadas com membros da comunidade não infectados	Potenciais riscos à liberdade de ir e vir Necessidade de estratégias pré-definidas de funcionamento urbano Necessidade de ajustes nos sistemas de produção e geração de renda	Depende de educação e comunicação capazes de convencerem as pessoas a aderirem às medidas Eventualmente, medidas restritivas legais coercitivas podem ser necessárias
Quarentena	Restrição de pessoas presumivelmente expostas a doenças contagiosas, mas que não estão doentes, porque não foram infectadas ou porque ainda estão no período de incubação	Reduzir a transmissão potencial a suscetíveis por pessoas expostas antes que os sintomas ocorram	Quanto mais longa a quarentena, mais os envolvidos necessitarão de apoio psicológico, comida, água e suprimentos domésticos e médicos	Indicada em situações nas quais a detecção de casos é rápida, os contatos podem ser rastreados em curto espaço de tempo Podem ser necessárias as medidas legais para impor quarentena a indivíduos que não aceitem participar voluntariamente, mas representem risco à saúde pública

Fonte: adaptada de Cetron e Simone, 2004[1].

a pessoas sintomáticas ou portadoras assintomáticas enquanto a investigação epidemiológica estiver em curso[3].

A decisão de manter um paciente com caso suspeito de COVID-19 em casa deve considerar a condição clínica, a presença de fatores de risco para doença grave, a possibilidade de respeitar as práticas de isolamento social recomendadas e o acesso a serviço de saúde em caso de piora clínica.

As medidas preconizadas baseiam-se primariamente em redução do contato da pessoa infectada com outras pessoas, adesão adequada a práticas de higienização e cuidados com o ambiente.

As principais recomendações, segundo a OMS[4] e o Centro de Controle e Prevenção de Doenças Europeu[3], são descritas a seguir.

Medidas gerais

- Limitar o número de cuidadores da pessoa com caso suspeito, idealmente centrando os cuidados em uma única pessoa, que deve ser saudável e não pertencer a nenhum grupo com fatores de risco para doença grave, como idosos, pessoas com comorbidades descompensadas ou indivíduos com imunossupressão.
- Evitar visitas no domicílio enquanto o paciente estiver no período de isolamento social e/ou sintomático.
- O paciente deve permanecer sozinho em um quarto bem ventilado. Se não for possível que fique sozinho, outros residentes do mesmo domicílio devem manter distância mínima de 1 metro (inclusive dormir em camas separadas). Manter, preferencialmente, as janelas abertas.
- Limitar a circulação do paciente na casa e o uso de espaços compartilhados, como salas de estar ou jantar, banheiros ou cozinha. Se possível, o paciente deve usar banheiro exclusivo.
- Garantir que os espaços compartilhados sejam bem ventilados e que superfícies frequentemente tocadas nesses espaços, como maçanetas, mesas e interruptores, sejam higienizadas regularmente.
- Realizar a higiene das mãos de forma frequente, especialmente após contato com o paciente ou com qualquer superfície por ele tocada regularmente.
- Evitar compartilhar utensílios de uso pessoal (p. ex., toalhas e escova de dentes) e talheres com o paciente.
- O banheiro utilizado pelo paciente deve ser limpo diariamente, com solução de hipoclorito de sódio 0,05-0,1% (diluição de 20 mL de água sanitária em 1 L de água). O quarto também deve ser limpo de forma regular, preferencialmente com material descartável. Se não for possível, o material de

limpeza utilizado deve ser desinfectado em solução de hipoclorito de sódio 0,05-0,1%.
- A pessoa responsável pela limpeza do ambiente em que o paciente está isolado deve utilizar máscara cirúrgica e luvas descartáveis. Pacientes com sintomas leves podem ser orientados a fazer a limpeza de seus quartos de forma adequada.
- Vestimentas e roupas de cama e banho devem ser acondicionadas em saco ou recipiente separado das demais no próprio quarto do paciente até que sejam lavadas. Evitar agitar as roupas ao manuseá-las. A lavagem pode ser realizada com produtos usuais de limpeza ou água sanitária, preferencialmente com ciclos de água quente (90 °C).
- O paciente deve manter lixeira ou saco de lixo próprio em seu quarto, que deve ser fechado ao ser retirado. Esse lixo não deve ser esvaziado em outro saco ou recipiente e pode ser desprezado, fechado, junto com o restante do lixo da casa.

Orientações ao paciente para evitar transmissão

- Evitar contato físico com familiares, como abraços, beijos e apertos de mão.
- Utilizar máscara cirúrgica cobrindo boca e nariz o máximo de tempo possível, principalmente em áreas compartilhadas. A máscara cirúrgica deve ser trocada regularmente e sempre que estiver suja ou úmida.
- Retirar a máscara pelas tiras, sem tocar a parte da frente. Higienizar as mãos imediatamente após a retirada.
- Higienizar as mãos com frequência com preparações de álcool 70% ou com água e sabão. Secar as mãos preferencialmente com toalhas descartáveis. Quando estas não estiverem disponíveis, a toalha utilizada pelo paciente deve ser mantida separada da toalha dos demais habitantes do domicílio.
- Utilizar talheres separados e lavá-los cuidadosamente após cada uso.

Orientações ao cuidador para evitar contaminação

- Evitar contato próximo com o paciente e manter distância mínima de 1 metro dele.
- Higienizar as mãos frequentemente, em especial após contato com o paciente e com qualquer objeto com que ele tenha estado em contato.
- Utilizar máscara cirúrgica quando estiver no mesmo ambiente ou quando em contato próximo com o paciente. Trocar de máscara a cada uso ou quando estiver suja ou úmida.

- Retirar a máscara pelas tiras, sem tocar a parte da frente. Higienizar as mãos imediatamente após a retirada.
- Higienizar as mãos com frequência com preparações de álcool 70% ou com água e sabão. Secar as mãos preferencialmente com toalhas descartáveis. Quando estas não estiverem disponíveis, trocar regularmente de toalhas.
- Usar luvas descartáveis enquanto prestar cuidados ao paciente ou quando entrar em contato com fluidos corporais. Trocar de luvas a cada uso ou quando estiverem sujas ou com integridade comprometida. Higienizar as mãos após a retirada.

▶ DISTANCIAMENTO SOCIAL

O objetivo da prática de distanciamento social é diminuir as interações entre as pessoas na comunidade, em que indivíduos podem ser transmissores assintomáticos ou sintomáticos não isolados[5].

No contexto do SARS-CoV-2, as evidências até o momento apontam para transmissão aérea por gotículas e transmissão indireta, como as principais formas de contágio. Gotículas eliminadas pelas vias respiratórias de uma pessoa infectada ao falar, tossir ou espirrar podem se depositar em superfícies ou diretamente sobre uma pessoa que esteja próxima. Assim, para doenças por transmissão por gotículas e contato, higienização frequente das mãos e manutenção de distanciamento de pelo menos 1 metro entre as pessoas são consideradas medidas essenciais de prevenção[6].

Entretanto, embora ainda não provado, especula-se que o SARS-CoV-2 também possa ser transmitido em ambiente comunitário por meio de aerossóis. Para este tipo de transmissão, medidas protetivas em ambientes incluem aumentar a taxa de ventilação usando ventilação natural, evitar recirculação de ar e minimizando o número de pessoas compartilhando o mesmo espaço interno[7].

▶ ETIQUETA RESPIRATÓRIA

A chamada etiqueta respiratória tem por objetivo diminuir a transmissão pessoa a pessoa que ocorre por meio de gotículas. Pessoas com sintomas respiratórios devem seguir as seguintes medidas[8]:

- Cobrir a boca e o nariz quando tossir ou espirrar com lenço descartável;
- Descartar os lenços utilizados no lixo logo após o uso;
- Na ausência de lenços descartáveis, usar o cotovelo para cobrir boca e nariz quando tossir ou espirrar;
- Lavar as mãos após contato com secreções e objetos.

▶ OUTRAS MEDIDAS PREVENTIVAS

Além de cuidados com o ambiente e da prática de distanciamento social, deve-se ressaltar a importância da higienização das mãos, de forma adequada e frequente. Para ser efetiva, a higienização deve ser feita com água e sabão por um período de 40-60 segundos ou com preparações alcoólicas a 70% por 20-30 segundos[9].

Diante do contexto de transmissão comunitária e de escassez de equipamentos de proteção individual, o Ministério da Saúde sugeriu, por meio de Nota Informativa, o uso de máscaras caseiras pela população geral como forma de prevenção[9]. Estudos mostraram que máscaras de tecido são capazes de fornecer algum grau de proteção contra a aquisição de infecções respiratórias, embora menor que máscaras cirúrgicas[10,11].

Segundo as sugestões do Ministério da Saúde[12], as máscaras podem ser usadas por indivíduos assintomáticos em situações em que há probabilidade de aglomerações, podendo ser confeccionadas pela própria população. Devem cobrir totalmente nariz e boca e estar bem ajustadas ao rosto, sem espaços nas laterais. Indivíduos sintomáticos, seus cuidadores e profissionais da saúde devem usar máscara cirúrgica.

Os tecidos recomendados para confecção de máscaras, em ordem decrescente de capacidade de filtragem de partículas virais, são:

- Tecido de saco de aspirador.
- *Cotton* (composto de poliéster 55% e algodão 45%).
- Tecido de algodão (como em camisetas 100% algodão).
- Fronhas de tecido antimicrobiano.

Apesar das diferentes capacidades de filtração, os tecidos mais adequados para a confecção de máscaras caseiras seriam as fronhas de tecido antimicrobiano e tecido de algodão, com preferência pelo tecido de algodão, considerado o material com maior probabilidade de gerar uma máscara com adequada vedação[12].

Os indivíduos que fizerem uso de máscara caseira devem ser corretamente orientados em relação a manuseio e higienização. Os principais cuidados são:

- Não compartilhar a máscara com outras pessoas. A máscara de tecido deve ser individual.
- A máscara deve cobrir nariz e boca e presa de forma a minimizar os espaços entre o rosto e a máscara.
- Evitar tocar a máscara, principalmente na parte da frente.

- Remover a máscara pelas tiras ou pelo laço ou nó na parte traseira, evitando tocar a parte da frente.
- Higienizar as mãos com água e sabão ou com preparação alcóolica 70% antes e imediatamente após a retirada da máscara.
- Para limpeza, a máscara deve ser imergida em solução de água e água sanitária (2,0-2,5%) por 30 minutos. Essa solução pode ser obtida com diluição de água sanitária em água potável na proporção de 1:5 (p. ex., 10 mL de água sanitária para 500 mL de água potável).
- Após esse tempo de imersão, a máscara deve ser enxaguada em água corrente e lavada com água e sabão.
- Higienizar as mãos após lavar a máscara.
- Após secagem da máscara, passar ferro quente e guardá-la em saco plástico. A máscara deve estar seca para ser reutilizada.
- Trocar a máscara sempre que apresentar sujidades ou estiver úmida. Recomenda-se que cada indivíduo possua mais de uma máscara.
- Descartar a máscara sempre que apresentar sinais de desgaste ou tiver sua funcionalidade comprometida.

É importante lembrar que o uso de máscaras é uma medida protetiva complementar, devendo sempre estar aliada à higienização frequente das mãos, à etiqueta respiratória e ao distanciamento social[12].

▶ REFERÊNCIAS BIBLIOGRÁFICAS

1. Cetron M, Simone P. Battling 21st-century scourges with a 14th-century toolbox. Emerg Infect Dis. 2004;10:2053-4.
2. Wilder-Smith A, Chiew CJ, Lee VJ. Can we contain the COVID-19 outbreak with the same measures as for SARS? Lancet Infect Dis. Lancet Infect Dis. 2020;20(5):e102-e107.
3. European Centre for Disease Prevention and Control. Infection prevention and control in the household management of people with suspected or confirmed coronavirus disease (COVID-19) [Internet]. 2020. Disponível em: https://www.ecdc.europa.eu/en/publications-data/infection-prevention-control-household-management-covid-19. [Acesso 5 mai 2020.]
4. Home care for patients with COVID-19 presenting with mild symptoms and management of their contacts [Internet]. Disponível em: https://www.who.int/publications-detail/home-care-for-patients-with-suspected-novel-coronavirus-(ncov)-infection-presenting-with-mild-symptoms-and--management-of-contacts. [Acesso 5 mai 2020.]
5. Wilder-Smith A, Freedman DO. Isolation, quarantine, social distancing and community containment: pivotal role for old-style public health measures in the novel coronavirus (2019-nCoV) outbreak. J Travel Med. 2020;27(2).
6. European Centre for Disease Prevention and Control. Guidelines for the use of non-pharmaceutical measures to delay and mitigate the impact of 2019-nCoV [Internet]. 2020. Disponível em: https://www.ecdc.europa.eu/en/publications-data/guidelines-use-non-pharmaceutical-measures--delay-and-mitigate-impact-2019-ncov. [Acesso 5 mai 2020.]

7. Morawska L, Cao J. Airborne transmission of SARS-CoV-2: The world should face the reality. Environ Int. 2020;139:105730.
8. Siegel J, Rhinehart E, Jackson M, Chiarello L, the Healthcare Infection Control Practices Advisory Committee. 2007 Guideline for Isolation Precautions: Preventing Transmission of Infectious Agents in Healthcare Settings [Internet]. Disponível em: http://www.cdc.gov/ncidod/dhqp/pdf/isolation2007.pdf. [Acesso 5 mai 2020.]
9. Nota Técnica n. 04/2020 GVIMS/GGTES/ANVISA – atualizada em 31/03/2020 [Internet]. Disponível em: https://www20.anvisa.gov.br/segurancadopaciente/index.php/alertas/item/nota-tecnica-n-04-2020-gvims-ggtes-anvisa-atualizada. [Acesso 5 mai 2020.]
10. Davies A, Thompson K-A, Giri K, Kafatos G, Walker J, Bennett A. Testing the efficacy of homemade masks: would they protect in an influenza pandemic? Disaster Med Public Health Prep. 2013;7(4):413-8.
11. Sande M van der, Teunis P, Sabel R. Professional and home-made face masks reduce exposure to respiratory infections among the general population. PLOS ONE. 2008;3(7):e2618.
12. Nota Informativa n. 3/2020-CGGAP/DESF/SAPS/MS – atualizada em 04/04/2020 [Internet]. Disponível em: https://www.saude.gov.br/images/pdf/2020/April/04/1586014047102-Nota-Informativa.pdf. [Acesso 5 mai 2020.]

8
Perspectivas futuras

Paula Pereira de Souza Reges

▶ INTRODUÇÃO

As predições em relação às respostas nacional, regional e global à pandemia gerada pelo SARS-CoV-2 baseiam-se, sumariamente, na elaboração de perguntas científicas assertivas, que preencham lacunas do conhecimento. Não são alicerçadas em raciocínios circulares, nos quais as respostas são o conteúdo, e sim em ferramentas operacionais, prezando-se por objetividade.

Buscando o aconselhamento científico e o gerenciamento global da pandemia, a Organização Mundial da Saúde (OMS) concebeu a estratégia de gestão em Pesquisa e Desenvolvimento como um diagrama ativo, com mobilizações internacionais céleres em diversos âmbitos, incluindo setores técnico-científicos, políticos, econômicos e éticos. Tal programa é chamado de WHO R&D Blueprint[1] e baseia-se em um mapeamento ativo de questões em saúde global. Com base nessa estratégia, ainda em fevereiro de 2020, foi estruturado o Fórum Global em Pesquisa e Inovação acerca dos enfrentamentos em relação à COVID-19[2]. Partindo da consulta externa de especialistas e de instituições de pesquisa e desenvolvimento (P&D) de todo o mundo, foram desenhados os pontos cruciais de atuação cooperativa, que, apesar de reestruturados com a velocidade das publicações sobre a temática, ainda seguem como áreas-guia à pesquisa[2]:

1. Vírus: história natural, transmissão e diagnóstico.
2. Pesquisa em ambiente e foco animal: origem do vírus, medidas de interface humano-animal-hospedeiro.
3. Estudos epidemiológicos.

4. Caracterização e manejo clínico.
5. Controle e prevenção de infecções, incluindo proteção aos profissionais de saúde.
6. Pesquisa e desenvolvimento em candidatos terapêuticos.
7. Pesquisa e desenvolvimento em candidatos a vacinas.
8. Considerações éticas para pesquisa.
9. Ciências sociais no contexto de resposta ao surto.
10. Coordenação e perspectivas financeiras.

As discussões perpassam a interdisciplinaridade e o multilateralismo necessários às resoluções. Cooptar esforços e recursos tornou-se motriz aos eixos de investigação e diligência. A Figura 1 expressa, de forma simplificada, os vínculos variados do Fórum Econômico Mundial associados à COVID-19.

Ao se traçar perspectivas adiante, o primeiro ponto a se perceber é o tempo requerido. Atuações em diagnóstico e tratamento recebem preferência, visto o potencial e esperado impacto a seguir. Ao mesmo tempo, o manejo adequado e diplomático em saúde global é especialmente requisitado e colocado em foco ao se manejar uma pandemia. A predileção mencionada ao início passa, então, a ser inferência presuntiva.

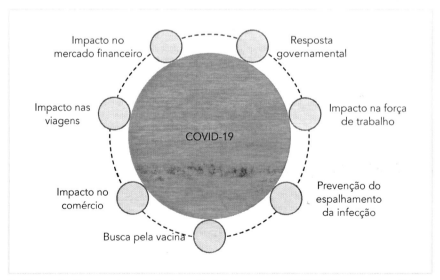

▷ **Figura 1** Frentes de atuação interdisciplinar contra a COVID-19, segundo o Fórum Econômico Mundial.

▶ DESAFIOS ACERCA DO DIAGNÓSTICO

A ampliação do número de teste diagnósticos para SARS-CoV-2 é medida epidemiológica essencial ao reconhecimento da situação real de infecções de um dado local. Impacta em todas as políticas públicas de saúde a serem desenhadas, visando à contenção do espalhamento viral. Inclui a identificação de potenciais *clusters* de infecção, o potencial viral de infecção e transmissão, a alocação de recursos e suporte, o planejamento de rede assistencial, as expectativas sobre isolamento e distanciamento físico, a restrição às movimentações globais, o desgaste econômico e, por conseguinte, a avaliação das próprias medidas que estejam sendo aplicadas.

A disponibilidade dos testes, entretanto, ainda esbarra em limitações relacionadas às prioridades definidas, à escassez de *kits* e à sua validação.

É importante destacar que testes diferentes servem a propósitos diferentes no gerenciamento dessa pandemia: enquanto o teste de RNA viral (RT-PCR) atua como *point-of-care* para a detecção aguda de pessoas infectadas com SARS-CoV-2; à medida que o tempo passa, o potencial dos testes sorológicos para rastreamento de contatos é cada vez mais valorizado, com esforços para produzi-los em larga escala.

Alguns cientistas manifestam preocupações sobre a precisão dos *kits* sorológicos usados em muitos estudos, porque a maioria não foi avaliada rigorosamente para confirmar que são confiáveis. Uma análise do sangue de cerca de 3.300 pessoas que vivem no condado de Santa Clara (Estados Unidos), no início de abril, descobriu que uma a cada 66 pessoas havia sido infectada com SARS-CoV-2. Com base nessa descoberta, os pesquisadores estimam que entre 48 mil e 82 mil dos cerca de 2 milhões de habitantes do município estavam infectados com o vírus na época – números que contrastam fortemente com a contagem oficial de casos de cerca de mil pessoas relatadas no início de abril, segundo análise publicada e ainda não submetida à revisão por pares em 20 de abril de 2020[3]. A OMS também está conduzindo um estudo global de prevalência sorológica, conhecido como Solidarity II[4], buscando validação da precisão.

Ainda também não está claro se todas as pessoas que tiveram COVID-19 desenvolvem anticorpos protetores. Até agora, os pesquisadores dizem que não viram nenhuma evidência de que as pessoas possam se infectar novamente com o vírus. Os macacos *rhesus* infectados com SARS-CoV-2 não puderam ser infectados pouco menos de 1 mês após a infecção inicial, de acordo com um estudo não revisado[5] de pesquisadores da Peking Union Medical College.

Contudo, o fato da maioria dos testes sorológicos, amplamente disponíveis, não detectar anticorpos neutralizantes também é relevante, haja vista as ideias de que tais exames sejam usados para aqueles com infecções pregressas por COVID-19 possam interagir em sociedade normalmente, o chamado "passaporte da imunidade". Os pesquisadores ainda estão se esforçando para determinar se os anticorpos detectados pelos *kits* atuais podem atuar como procuração da imunidade protetora[6]. Também não se sabe o significado dos exames sorológicos em relação à redução da transmissibilidade, uma vez que já foi demonstrado que o RNA viral diminui lentamente após a detecção de anticorpos no sangue, podendo significar que a pessoa ainda está lançando vírus infeccioso[6].

No presente momento, no Brasil, também existem esforços para validação dos diagnósticos sorológicos e produção de novos insumos, como o que está sendo feito na Fundação Oswaldo Cruz e que, em breve, estará disponível para consolidação de dados.

▶ DESAFIOS ACERCA DO TRATAMENTO

Até o presente momento, não existe nenhum esquema terapêutico específico para a COVID-19. Portanto, o incentivo à pesquisa e à inovação na área é fundamental. Os esforços têm convergido para a realocação de medicamentos previamente testados, seguros e conhecidos. Basicamente, é nesse preceito que os principais ensaios clínicos têm surgido.

Em um esforço global sem precedentes, a OMS propôs o ensaio clínico chamado SOLIDARITY[7], que busca capturar dados robustos, representativos, significativos e em curto espaço de tempo. O desenho é simples e adaptativo, e até o momento há cinco braços propostos de tratamento, dentre os quais pacientes hospitalizados nos sítios em questão são randomizados.

- Remdesivir: análogo de nucleotídeo, especificamente um análogo de adenosina, que se insere nas cadeias virais de RNA, causando seu término prematuro; testado anteriormente na epidemia de ebola.
- Lopinavir/ritonavir: inibidor de protease, desenvolvido inicialmente para tratamento HIV/aids.
- Lopinavir/ritonavir + interferon-beta-1A: combina as drogas anteriores ao anticorpo monoclonal, utilizado especialmente na esclerose múltipla.
- Cloroquina ou hidroxicloroquina: atuam diminuindo a acidez nos endossomos e, possivelmente, têm alguma atividade contra o SARS-CoV-2, mas em doses geralmente altas e potencialmente tóxicas.
- Tratamento-padrão hospitalar de suporte.

O Brasil instituiu o protocolo SOLIDARITY por intermédio do Ministério da Saúde e atribuiu ao Instituto Nacional de Infectologia Evandro Chagas, unidade da Fundação Oswaldo Cruz, a função de centro coordenador no país. As inclusões no centro foram iniciadas em 31 de março de 2020, tendo sido o primeiro local das Américas a fazê-lo. Conta-se com mais 15 centros nas cinco regiões do país, com expectativa de expansão. Até 20 de abril de 2020, mais de mil pacientes já haviam sido inscritos. Os resultados do desempenho do protocolo são analisados constantemente por um conglomerado de especialistas da OMS, unindo dados globais de entrada. Concomitantemente, avaliações no território nacional também estão sendo conduzidas.

Ademais, outros ensaios clínicos estão sendo conduzidos no país, o que em breve ampliará o conhecimento sobre a resposta terapêutica, com provável impacto na mortalidade, tempo de internação ou de necessidade de suporte intensivo[7,8].

▶ MEDIDAS SOCIAIS

Muitas são as previsões relacionadas à COVID-19 que usam modelos matemáticos. No entanto, análises pormenorizadas são complexas, pois cada país ou mesmo região interna coleta dados de maneiras diferentes e utiliza políticas de testagem e controle diferentes. As lacunas de conhecimento são múltiplas e permitem amplo horizonte de desenhos de estudo envolvendo mortalidade, letalidade, hospitalizações, sintomatologia, capacidade hospitalar, infectividade, padrão de contágio, duração da infecção e diversos outros aspectos.

Um dos artigos mais emblemáticos em termos de modelos preditores, diretamente marcados por determinantes políticos, sociais e econômicos em saúde, é a peça de Thomas Pueyo, *The Hammer and the Dance*[9]. Há a explicação por meio de campanha visual e narrativa exposta na Figura 2, com exemplificações de como as medidas intensas de contingenciamento não devem ser muito duradouras, mas o suficiente para permitir que não haja grande pico de infecções a seguir. As propostas feitas têm custo razoável para a dinâmica da sociedade e são capazes de salvar milhões de vidas. Se não realizadas tais proposições, dezenas de milhões serão infectados, muitos morrerão, e o sistema de saúde entrará em colapso.

Sequencialmente, há estudos epidemiológicos[10,11], que, além de pontuarem a importância fundamental das medidas de distanciamento físico, combinadas à ampliação diagnóstica, demonstram como a modificação do comportamento populacional impacta na real redução dos contatos infecciosos. Pesquisas na China, por exemplo, mostram que os cidadãos de Wuhan e Xangai relataram ter entre sete e nove vezes menos contatos diários típicos com outras pessoas durante as medidas de distanciamento social impostas pelas autoridades[12].

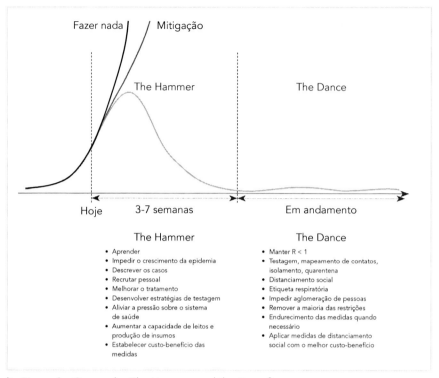

▷ **Figura 2** Campanha *The Hammer and the Dance*[9].

Apesar de já registrado o impacto das medidas de distanciamento físico na redução da velocidade de expansão viral, seja com aplanamento ou inversão da curva de infecções, ainda não se sabe concretamente por quanto tempo o distanciamento social terá de permanecer no local, pelas preocupações amplas com a economia e a saúde física e mental dos cidadãos cooptados. O distanciamento social reduzirá a propagação do vírus por enquanto, mas suspender essas medidas pode permitir uma segunda onda da pandemia no final do ano ou no próximo ano[10].

▶ DIPLOMACIA EM SAÚDE GLOBAL

O conceito de Diplomacia em Saúde Global é posto em voga em situações como a vivenciada no contexto atual. Condiz com a percepção de que seja um instrumento de política externa, no qual o objetivo é promover a saúde universal como um bem comum entre as nações, redefinindo o papel do Estado em um período de globalização, comercialização e individualização[13,14].

Busca, ainda, apoiar o desenvolvimento de uma abordagem mais sistemática e proativa para identificar e entender as principais mudanças atuais e futuras que afetam a saúde pública global, criando mecanismos de capacitação aos países e de apoio às ações coletivas necessárias para aproveitar as oportunidades e mitigar os riscos à saúde[15].

Num contexto de pandemia, acordos internacionais envolvem importações de insumos, equipamentos, força de trabalho, tecnologia, medicamentos e afins, ressaltando aqui a cadeia global de produção e dispersão de produtos e pessoas[16]. Articulações políticas e solidariedade global assumem papel preponderante nos rumos da infecção e transmissão, visto a legitimidade global de disseminação e de impacto multifacetado.

Ao conglomerar massas pensantes, atenção midiática, fundos financeiros, organizações civis e científicas, a OMS atua como peça-chave na formação de *hubs* de investimento e de atuação.

Apesar de ser um órgão de autoridade pública global como corpo extensor da Organização das Nações Unidas, a OMS não tem poderes coercitivos ou punitivos aos estados-membros que não cumprem suas recomendações e depende da contribuição dos corpos institucionais para seu funcionamento. É uma organização passível de falhas e que, merecidamente, deve passar por modificações e ajustes, porém não há justificativa para o desmonte nos repasses e para o falseamento de sua credibilidade.

O corte de verbas repassados à OMS, proposto por determinadas potências[17], exerce um passo arriscado à segurança global, visto que os subsídios dados para a organização não são revertidos somente ao combate da COVID-19, como também são utilizados para fortalecer sistemas de saúde e o acesso à saúde em países menos afortunados; para a luta contra pólio, sarampo, malária, ebola, HIV, tuberculose, desnutrição, câncer, diabetes, saúde mental e muitas outras condições[18].

A ajuda à saúde não deve ser vista nem como comportamento gentil e impecável nem como cavalo de troia de atores beligerantes. Nesse momento de incerteza global, a diplomacia em saúde oferece oportunidades para construir novas narrativas de amigos e inimigos, vítimas e perseguidores, ajudantes e adversários. Não é necessário que isso afete e molde as opiniões dos formuladores de políticas em um determinado país: a população deve ser sempre o foco.

A luta contra a pandemia de SARS-CoV-2 não se trata apenas de salvar vidas e economias, mas também de construir narrativas pós-COVID-19, que já estão sendo criadas e alimentadas durante a pandemia. Essas narrativas hegemônicas tentarão silenciar outras pessoas ou negar sua existência, a fim de legitimar esforços particulares e garantir a sobrevivência de um sistema internacional específico.

▶ REFERÊNCIAS BIBLIOGRÁFICAS

1. World Health Organization. WHO R&D Blueprint. Disponível em https://www.who.int/teams/blueprint/about. [Acesso 5 mai 2020.]
2. World Health Organization. Disponível em https://www.who.int/news-roo m/events/detail/2020/02/11/default-calendar/global-research-and-innovation-forum-to-mobilize-international-action-in-response-to-the-novel-coronavirus-(2019-ncov)-emergency. [Acesso 5 mai 2020.]
3. Benavid E, Mulaney B, Sood N, Shah S, Ling E, Bromley-Dulfano R, et al. COVID-19 antibody seroprevalence in Santa Clara County, California. medRxiv. 2020;04(14):20062463.
4. World Health Organization. Advice on the use of point-of-care immunodiagnostic tests for COVID-19. Scientific Brief. Disponível em https://www.who.int/news-room/commentaries/detail/advice-on-the-use-of-point-of-care-immunodiagnostic-tests-for-covid-19. [Acesso 5 mai 2020.]
5. Bao L, Deng W, Gao H, Xiao C, Liu J, Xué J, et al. Reinfection could not occur in SARS-CoV-2 infected rhesus macaques. medRxiv. 2020.
6. Wölfel R, Corman VM, Guggemos W, Seilmaier M, Zange S, Müller MA, et al. Virological assessment of hospitalized patients with COVID-2019. Nature. 2020.
7. Public health emergency SOLIDARITY trial of treatments for COVID-19 infection in hospitalized patients. ISRCTN83971151. Disponível em: http://www.isrctn.com/ISRCTN83971151. [Acesso 5 mai 2020.]
8. Kupferschmidt K, Cohen J. Race to find COVID-19 treatments accelerates. Science. 2020;367(6485):1412-3.
9. Pueyo T. The hammer and the dance. 2020.
10. Ferguson NM, Laydon D, Nedjati-Gilani G, Imai N, Ainslie K, Baguelin M, et al. Report 9: Impact of non-pharmaceutical interventions (NPIs) to reduce COVID-19 mortality and healthcare demand. Imperial College COVID-19 Response Team. 2020.
11. Klepac P, Kucharski AJ, Conlan AJK, Kissler S, Tang M, Fry H, et al. Contacts in context: large-scale setting-specific social mixing matrices from the BBC Pandemic Project. medRxiv. 2020.
12. Zhang J, Litvinova M, Liang Y, Wang Y, Wang W, Zhao S, et al. Age profile of susceptibility, mixing, and social distancing shape the dynamics of the novel coronavirus disease 2019 outbreak in China. medRxiv. 2020.
13. Kickbusch I, Silberschmidt G, Buss P. Global health diplomacy: the need for new perspectives, strategic approaches and skills in global health. Bull World Health Organ. 2007;85(3):230-2.
14. Kickbusch I, Berger C. Global health diplomacy. R Eletr Com Inf Inov Saúde. Rio de Janeiro. 2010;4(1):18-22.
15. World Health Organization. Trade, foreign policy, diplomacy and health. Disponível em https://www.who.int/trade/diplomacy/en/. [Acesso 5 mai 2020.]
16. The Global Fund. COVID-19 Impact on Supply Chain Logistics: Assessment and Recommendations. Disponível em https://www.theglobalfund.org/en/sourcing-management/updates/2020-03-30-covid-19-impact-on-supply-chain-logistics-assessment-and-recommendations/. [Acesso 5 mai 2020.]
17. BBC News. Coronavirus: US to halt funding to WHO, says Trump. Disponível em https://www.bbc.com/news/world-us-canada-52289056. [Acesso 5 mai 2020.]
18. World Health Organization. WHO Director-General's opening remarks at the media briefing on COVID-19 – 15 April 2020. Disponível em https://www.who.int/dg/speeches/detail/who-director--general-s-opening-remarks-at-the-media-briefing-on-covid-19---15-april-2020. [Acesso 5 mai 2020.]

Anexo

Aspectos radiológicos pulmonares da COVID-19

Alberto dos Santos de Lemos

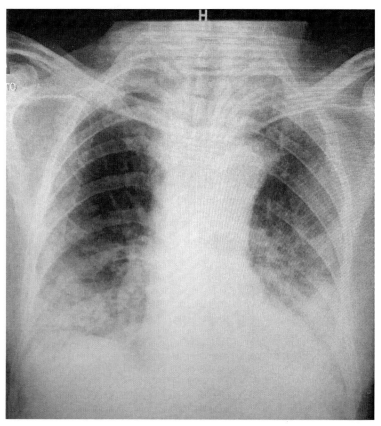

▷ **Figura 1** Radiografia de tórax de caso confirmado, mostrando infiltrado intersticial bibasal.

106 COVID-19: guia prático de infectologia

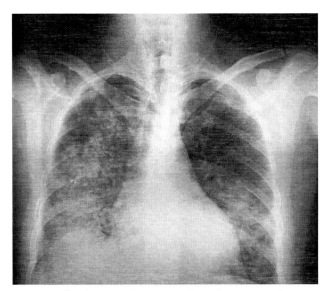

▷ **Figura 2** Radiografia de tórax de caso confirmado, mostrando extenso acometimento pulmonar bilateral por opacidades e áreas de consolidação.

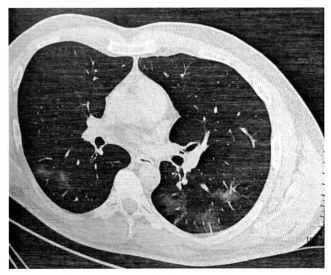

▷ **Figura 3** Tomografia computadorizada de caso confirmado oligossintomático, evidenciando opacidades em vidro fosco na periferia dos pulmões. Achado muito frequente na COVID-19.

Anexo Aspectos radiológicos pulmonares da COVID-19 107

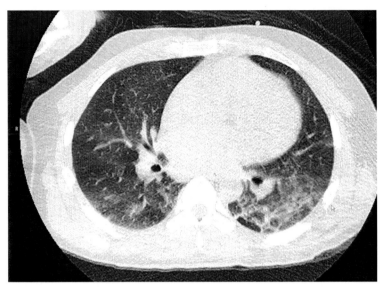

▷ **Figura 4** Tomografia computadorizada de caso grave confirmado, evidenciando padrão de pavimentação em mosaico (áreas de opacidade em vidro fosco, com septos interlobulares espessados de permeio).

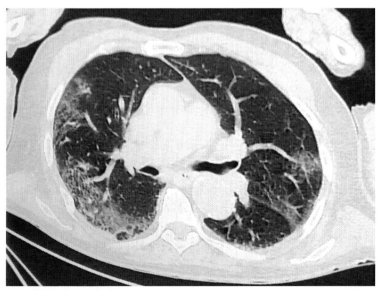

▷ **Figura 5** Tomografia computadorizada de caso grave confirmado, evidenciando padrão de pavimentação em mosaico predominantemente periférico.

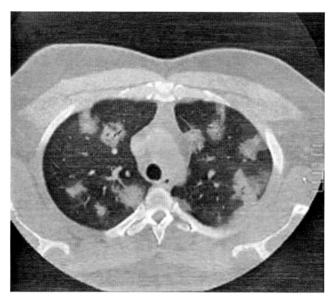

▷ **Figura 6** Tomografia computadorizada de caso grave confirmado, mostrando o padrão de opacidades arredondadas, dificilmente verificado em outras pneumonias virais.

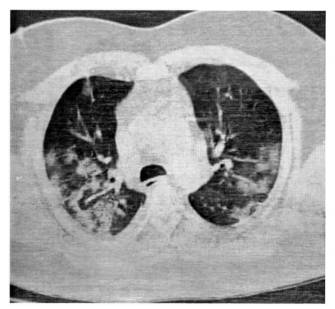

▷ **Figura 7** Tomografia computadorizada de caso grave confirmado, mostrando o padrão de opacidades arredondadas e áreas de consolidação.

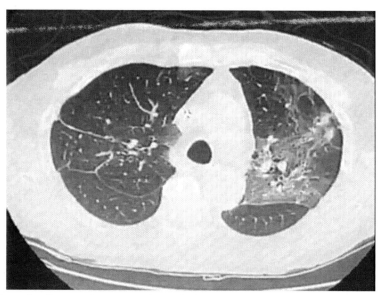

▷ **Figura 8** Tomografia computadorizada de caso grave confirmado, mostrando vidro fosco e áreas de pavimentação em mosaico bilateral e grave acometimento do pulmão esquerdo.

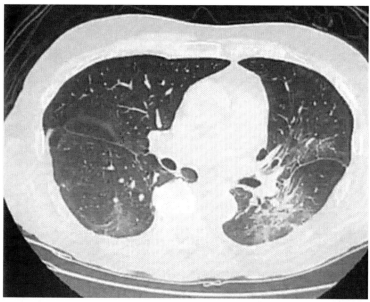

▷ **Figura 9** Tomografia computadorizada de caso grave confirmado, mostrando vidro fosco, áreas de pavimentação em mosaico bilateral e consolidação.

Índice remissivo

A

Achados laboratoriais associados a mau prognóstico 26
Antibióticos 48
   amoxicilina/clavulanato 48
   ampicilina/sulbactam 48
Apresentação clínica 22
Aspectos radiológicos pulmonares 105
Avaliação
   da função renal 24
   laboratorial 46
Avental descartável 69
Azitromicina 48, 57

B

Biossegurança 61
   limpeza e desinfecção do ambiente e de equipamentos 77
   manuseio de amostras laboratoriais 76
   medidas administrativas 62
   rouparia e gerenciamento de resíduos 78
   serviços de diálise 79
   serviços de hemoterapia 80

C

Campanha "The Hammer and the Dance" 102
Cefepima 48
Ceftarolina fosamil 48
Ceftazidima 48
Ceftriaxona 48
Cetamina 52
CID-10 8
Cloroquina 100
Complicações 26
Composição ilustrativa do novo coronavírus 3
Crianças 27
Curva epidêmica 11

D

Desinfecção das superfícies 4

Diagnóstico 32, 99
  diferencial 28
  imunológico 36
Diálise 79
Dieta 56
Diplomacia em Saúde Global 102
Distanciamento social 93

E

Ecologia dos coronavírus emergentes 7
Efeito do achatamento da curva 13
Enfermarias de coorte 71
Equipamentos de proteção individual 68, 69
  colocação 72
  remoção 73
Escore NEWS2 (RCPL) 49
Estimativas para o futuro 17
Etiqueta respiratória 93
Etomidato 52
Exames 46
  complementares 24
  de imagem 25

F

Fentanil 52

G

Gestantes 27
Gráfico de Harris 13

H

H1N1 6
Hemograma 24
Hemostasia 55

Hepatograma 24
Hidroxicloroquina 100
Higiene das mãos 63
  os cinco momentos 64
  técnica 65, 66
HIV/aids 47

I

Imunidade 14
Imunodeprimidos 28
Infecção secundária 27
Influenza 43
Inibidores de bomba de prótons 56
Internação 44
  indicação de hospitalização 45
Interpretação de resultados 36
  de testes diagnósticos 38
Intervenções de saúde pública não farmacêuticas 90
Intubação orotraqueal 51
Isolamento 74
  retirada do paciente 74
Isolamento social 42, 89
  medidas gerais 91
  orientações ao cuidador para evitar contaminação 92
  orientações ao paciente para evitar transmissão 92

L

Letalidade 15
Levofloxacina 48
Lidocaína 52
Linezolida 48
Lopinavir/ritonavir 100
Luvas 69

M

Manifestações clínicas 19
Marcadores inflamatórios 24
Máscaras
  cirúrgicas 68
  N95 ou PFF-2 68
Medicamentos 17
Medidas
  de segurança indicadas de acordo com as atividades 70
  preventivas 94
  sociais 101
Meropenem 48
MERS-CoV 1, 7
Midazolam 52
Moxifloxacina 48

N

Número de reprodução basal 10

O

Óculos de proteção 69
Origem zoonótica 5
Oseltamivir 43

P

Patogênese 19
Perspectivas futuras 97
Piperacilina/tazobactam 48
Pneumonia bacteriana 48
Pressão expiratória final positiva 52
Procedimentos geradores de aerossóis 71
Profilaxia 57
Protetor facial ("faceshield") 69
Protocolo SOLIDARITY 100

Q

Quadro clínico 42

R

Radiografia 25
  de tórax em caso confirmado 105
Remdesivir 100
Rocurônio 52

S

SARS 1
SARS-CoV 7
SARS-CoV-2 2, 7, 19, 33
  estrutura viral 33, 34
Sequência rápida de intubação 52
Succinilcolina 52
Sulfametoxazol-trimetoprim 48
Suporte
  hemodinâmico 54
  psicológico 57
  ventilatório 50

T

Tempo de persistência em diferentes materiais 4
Terapia farmacológica 54
Testes
  baseados na detecção de ácidos nucleicos 35
  diagnósticos 37, 39
Tomografia computadorizada 25
  de caso confirmado 106
  de caso grave confirmado 107, 108, 109
Transmissão 11, 14
Transplante de órgãos sólidos 80

Tratamento 41, 100
 abordagem inicial 41
 manejo de casos leves 41

U

Ultrassonografia 25
Unidade de terapia intensiva 47
 indicação de internação 47

V

Vancomicina 48
Ventilação com cateter nasal de alto fluxo 50
Ventilação mecânica 52
Vias de transmissão 3
Virologia 2